Dr M. Wiesenauer

Homéopathie facile

Répertoire pratique d'homéopathie

Le plus court chemin pour le bon remède

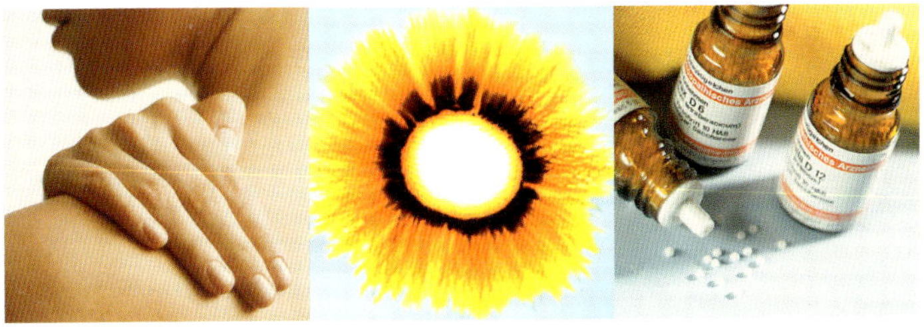

Avant-propos

Vous entendez souvent parler de l'homéopathie. Plusieurs de vos amis et connaissances y ont couramment recours pour traiter les troubles et affections les plus divers et s'en disent dans l'ensemble très satisfaits. Alors, que vous le vouliez ou non, votre curiosité est titillée. Si seulement vous pouviez enfin venir à bout de ces maux de tête récurrents que les massages et les comprimés ne parviennent à faire taire que momentanément; ou bien en finir une fois pour toutes avec ces douleurs et indispositions qui, chaque mois, pendant les quelques jours qui précèdent vos règles, vous empoisonnent la vie à tel point que vous préféreriez ne pas avoir à sortir de chez vous ni à fréquenter qui que ce soit. « Essaie donc l'homéopathie ! », vous a-t-on maintes fois répété.

Mais rapidement cela vous paraît compliqué puisque, à la question de savoir quel remède il faut prendre contre le mal de tête ou le syndrome prémenstruel on vous répond : « tout dépend, chaque cas est particulier ». Cela signifie qu'il faut commencer par examiner attentivement tous les symptômes en présence. Ce n'est qu'une fois cette investigation réalisée et le diagnostic posé, que l'on peut trouver le remède. L'utilisation de celui-ci doit en outre obéir à un certain nombre de règles, comme vous l'avez certainement déjà entendu dire. Par exemple : l'emploi, pour les gouttes, d'une cuiller en plastique à l'exclusion de tout autre matériau, l'arrêt provisoire du café ou l'incompatibilité avec l'aromathérapie. Mais si c'est tellement compliqué, cela en vaut-il vraiment la peine ?

C'est une question que mes patients me posent souvent. Toutefois, lorsque je leur explique que l'homéopathie est en fait simple dans son principe et qu'elle se prête en outre très bien à l'automédication pour le traitement de nombreux troubles et maladies sans gravité immédiate, je sens chez eux non seulement un soulagement, mais également de l'intérêt. Aussi, après de nombreuses années de pratique, le moment me paraît venu de consacrer un manuel à ceux des remèdes homéopathiques qui se prêtent le mieux à l'automédication.

Ce livre est un outil de recherche simple qui vous permettra de trouver à coup sûr le bon remède. Par la présentation sous forme de tableaux clairs et précis, j'entends démontrer, s'il en était encore besoin, que l'homéopathie est une méthode relativement facile à mettre en œuvre. Il ne me reste plus qu'à vous souhaiter beaucoup de succès et un prompt rétablissement.

Dr Markus Wiesenauer

Table des matières

1 L'homéopathie en bref

Plus elle « prend de la bouteille », plus on s'intéresse à elle. Et ses utilisateurs sont de plus en plus nombreux. Méthode thérapeutique douce par excellence, l'homéopathie s'est peu à peu imposée au cours des deux siècles qui viennent de s'écouler comme une alternative efficace à la médecine conventionnelle - et cela à l'échelle planétaire.

Ce qu'il y a de particulier avec l'homéopathie, c'est qu'elle se prête comme aucune autre méthode à l'automédication et permet, lorsqu'elle est bien employée, de traiter sans aucun risque quantité de troubles aigus ou chroniques.

Ajoutons que l'homéopathie est peu coûteuse, avantage appréciable à une époque où les prestations des caisses primaires d'Assurance-maladie se réduisent comme peau de chagrin. Utilisée dans les règles, elle ne peut entraîner aucun effet secondaire indésirable. Elle stimule les forces d'autoguérison de l'organisme et soigne l'individu dans sa totalité. Il s'agit en effet d'une méthode holistique. À ce titre, elle ne traite jamais un symptôme en particulier, mais un ensemble de choses. C'est donc l'homme et non la maladie qui est ici au cœur de la problématique.

Ces quelques pages de présentation vous permettront de vous familiariser avec les grands principes de l'homéopathie. Nous verrons ensuite comment utiliser ce livre de manière à en tirer le maximum de bénéfices et quelles sont les règles à respecter lorsqu'on souhaite se soigner soi-même au moyen des remèdes homéopathiques. Vous constaterez très vite que trouver le bon remède n'a rien de compliqué.

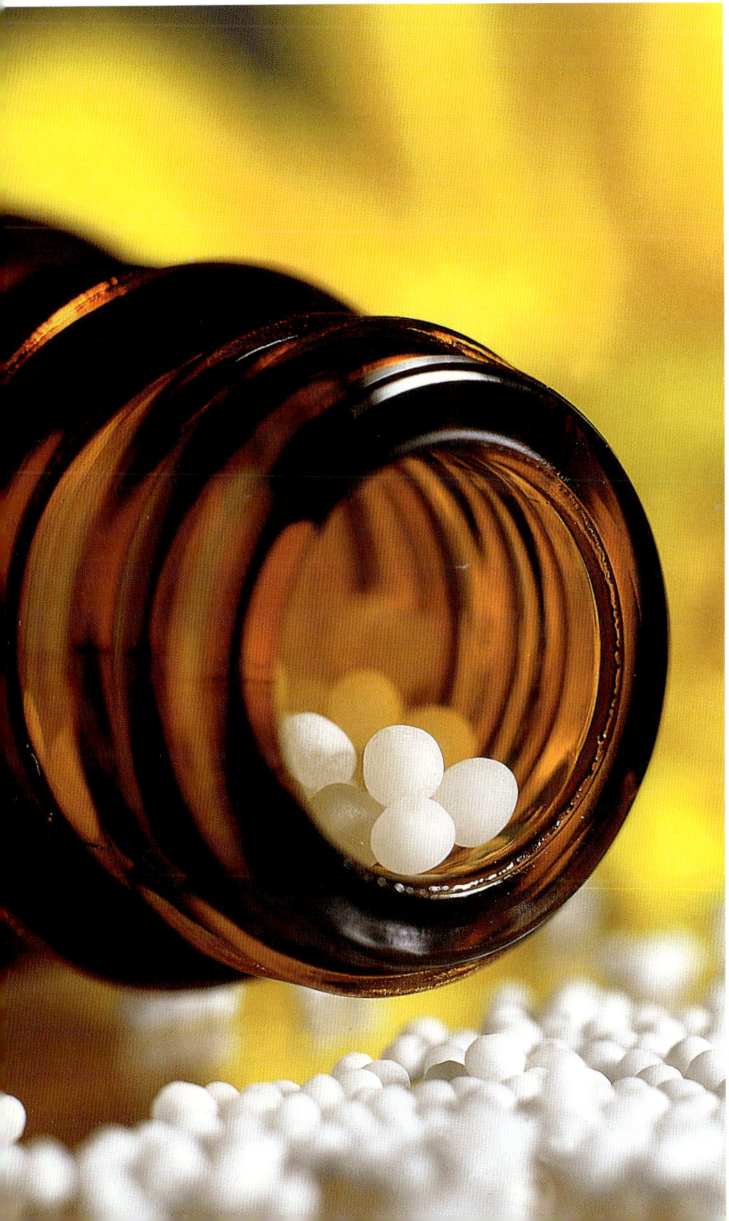

Au sommaire de ce chapitre

Introduction à l'homéopathie - comment s'aider soi-même

Les possibilités offertes par l'homéopathie

C'est en 1796 – il y a donc plus de deux siècles – que Samuel Hahnemann, médecin et savant allemand originaire de Leipzig, fonde et présente au public une approche médicale radicalement novatrice, qu'il baptise homéopathie. Cette méthode thérapeutique, qui allait susciter d'emblée un vif intérêt de la part du public, est aujourd'hui mondialement connue et reconnue. Ses principes de base n'ont rien perdu de leur actualité ni de leur validité.

L'homéopathie peut servir au traitement de nombreuses affections aiguës ou chroniques. Sa particularité : le patient, pour peu qu'il dispose d'un peu d'expérience, peut y avoir lui-même recours. Cela vaut notamment pour les pathologies légères ainsi que pour les troubles aigus. Les remèdes homéopathiques peuvent aussi être utilisés en complément des traitements conventionnels. Dans ce cas, ils permettent d'éviter les effets secondaires propres aux médicaments chimiques de synthèse. Mais, qui plus est, l'homéopathie soigne le mal à la racine : grâce à elle, de nombreux problèmes de santé peuvent être résolus de façon durable. Pour mieux comprendre le mode d'action des remèdes homéopathiques, représentez-vous un portail que vous devez ouvrir. Si vous avez la clé, cela ne pose aucun problème, peu importe que celle-ci soit petite ou grosse, rudimentaire ou ouvragée. La seule chose qui compte est qu'elle soit adaptée à la serrure. C'est exactement ainsi que les choses se passent en homéopathie : il suffit d'avoir le bon remède pour traiter efficacement les troubles.

Comment fonctionne l'homéopathie

L'homéopathie est une méthode holistique. Cela signifie que le remède, choisi spécialement à son intention, soumet le sujet dans sa globalité, c'est-à-dire corps, psychisme et esprit, à des stimuli déterminés. Aussi, l'homéopathie est-elle aussi qualifiée de thérapeutique stimulante et régulatrice. À ces stimuli « personnalisés », l'organisme apporte une réponse spécifique. Lorsque le remède a été bien choisi, le sujet constate rapidement par lui-même l'effet bénéfique du traitement : il va mieux, les symptômes s'estompent.

Vous avez sûrement entendu dire que l'Atlantique Nord bénéficie d'un climat stimulant. Aussi a-t-on coutume de recommander aux parents dont l'enfant souffre d'une affection cutanée, comme, par exemple, un prurigo, d'envoyer leur rejeton faire un séjour sur les côtes bretonnes. Il en va de même si vous souffrez d'infections respiratoires récidivantes : en passant pendant plusieurs années d'affilée toutes vos vacances au bord de l'océan et en n'hésitant pas à vous promener par grand vent ou sous la pluie, il y a de fortes chances pour que les troubles chroniques s'améliorent durablement et que vous puissiez prendre moins de médicaments, voire, au bout d'un moment, arrêter tout traitement.

En ce qui concerne la peau de votre enfant, le prurit disparaît, et l'inflammation elle-même est susceptible de régresser. L'homéopathie n'agit pas autrement. Chaque remède étant choisi pour chaque cas en fonction de l'ensemble des symptômes en présence, il stimule individuellement et spécifiquement. C'est là le gage d'une action globale et durable. Prenons un exemple :

Vous souffrez de maux de tête chroniques qui vous gâchent l'existence. Il existe en homéopathie un remède spécifique capable de vous délivrer de ces douleurs caractéristiques, mais il ne faut pas en conclure que ce remède convient également, pour la même indication, à votre meilleure amie ou à votre mari. Vos symptômes se distinguent forcément des leurs sur certains points essentiels, et nécessitent de ce fait un traitement différent. En prenant le bon remède, vous provoquez une stimulation à laquelle votre organisme réagit selon le principe de la clé dans la serrure : sous l'action de cette stimulation, les mécanismes de régulation, également appelés forces d'autoguérison, écartent durablement le mal.

→ L'homéopathie est efficace

En conclusion d'un bilan commandé à la Fondation Karl et Veronika Carsten par l'Organisation mondiale de la santé (OMS) et publié sous le titre *Enquête sur l'homéopathie*, nous lisons ceci : « Un nombre d'études expérimentales et scientifiques beaucoup plus important qu'on aurait pu l'imaginer a démontré l'efficacité de l'homéopathie ».

Efficacité de l'homéopathie

En prêtant attention aux conversations autour de vous, vous serez étonné de constater combien sont nombreux celles et ceux de vos amis et connaissances qui ont déjà eu recours avec succès à l'homéopathie, qu'ils aient tout d'abord cru ou non à son efficacité. Les résultats obtenus avec cette méthode thérapeutique sur les enfants en bas âge, et même sur les animaux, attestent que son action n'a rien à voir avec l'autosuggestion. Quiconque a déjà utilisé l'homéopathie peut témoigner de son efficacité, et la recherche nous livre de plus en plus de preuves tangibles à ce sujet.

Principes de base de l'homéopathie - ce qu'il faut absolument savoir

La règle de similitude

« Similia similibus curentur » - les semblables sont guéris par les semblables. Cet axiome, appelé loi de similitude, sert de base à l'utilisation des remèdes homéopathiques. Voici quelques exemples qui vous permettront de mieux comprendre : vous vous couchez le soir exténué par une dure journée de labeur, mais juste avant de sombrer dans le sommeil quelque chose vous vient soudain à l'esprit - pas forcément une pensée négative. Plus vous cogitez, plus vous vous sentez éveillé. Vous commencez à avoir chaud, puis à transpirer. Pour finir, vous voilà complètement réveillé et il semble tout à fait impossible que vous vous rendormiez de sitôt. Cela ne vous rappelle-il pas quelque chose? L'état, par exemple, dans lequel il vous est arrivé de vous retrouver après avoir bu un café serré un peu trop tard dans la journée. En vertu de la loi de similitude, le choix du remède se porte dès lors tout naturellement sur *Coffea* (le café). Cette substance classiquement utilisée en cas de difficulté d'endormissement, de sommeil entrecoupé ou d'agitation intérieure, n'est bien sûr pas employée pure, mais diluée et secouée (dynamisée). Le degré de dilution (par ex. 6DH, 12DH ou 30DH) peut influer sur la profondeur d'action du remède.

Coffea illustre parfaitement la loi de similitude, mais on pourrait citer quantité d'autres exemples parlants : l'oignon provoque chez une personne saine un écoulement nasal. Or vous trouverez au chapitre 2, sous la rubrique « Rhumes », entre autres remèdes, *Allium cepa* (l'oignon). Pensez aussi à la réaction à une piqûre d'abeille : la peau est gonflée, empâtée, rosâtre et chaude. Les applications froides diminuent la douleur. Si vous consultez dans le chapitre 2 « Peau, Cheveux et ongles », sous la rubrique « réactions cutanées allergiques », vous y trouverez *Apis* (l'abeille). Dans le même tableau, vous trouverez aussi *Urtica urens* (l'ortie). Vous avez sûrement déjà touché des orties; vous comprenez donc pourquoi l'ortie est un excellent remède en cas d'urticaire et de prurit. On pourrait multiplier ainsi les exemples.

L'expérimentation sur le sujet sain

Pour que la loi de similitude puisse servir d'instrument dans le choix du remède individuel, les substances naturelles utilisées en homéopathie doivent tout d'abord être testées sur le sujet sain. Ce mode d'expérimentation est aujourd'hui encore considéré comme un élément fondamental de la recherche en homéopathie. Nous disposons ainsi aujourd'hui d'un grand nombre d'excellents remèdes qui n'étaient pas connus du temps d'Hahnemann. Rien qu'à la rubrique « nez », dans la deuxième partie de ce livre, vous en trouverez deux exemples : *Luffa* (l'éponge végétale), utilisé dans le traitement de la sinusite ainsi que de l'exposition aux pollens et poussières, et *Galphimia*, employé contre le rhume des foins. Autre remède nouveau, *Okoubaka* (arbre originaire d'Afrique subsaharienne) est aujourd'hui l'un des plus utilisés dans le traitement des affections gastro-intestinales (4e chapitre de la 2e partie) et des maladies de peau (7e chapitre de la 2e partie).

Par l'essai sur le sujet sain, l'expérimentation permet de mettre en évidence un certain nombre de symptômes caractérisant la substance étudiée. Vous retrouverez ces symptômes dans les première (« où ou pourquoi ») et deuxième colonnes (« quoi ») des tableaux figurant dans la 2e partie de cet ouvrage. Ensemble, ils forment ce qu'il est convenu d'appeler la pathogénésie du remède. Celle-ci est exposée en détail, pour chacun des remèdes proposés, dans la 3e partie de l'ouvrage. C'est au vu de cette description et de la concordance avec vos propres symptômes, que vous pourrez juger si le remède auquel vous songez est bien celui qui convient dans votre cas.

La symptomatologie individuelle

En résumé : l'expérimentation sur le sujet sain permet d'établir la pathogénésie propre à la substance étudiée. Conformément à la loi de similitude, la pathogénésie du remède doit correspondre dans les grandes lignes à la symptomatologie présentée par le patient. Reprenons l'exemple du café. Pour pouvoir être traités par l'administration de *Coffea*, les difficultés d'endormissement et les problèmes de sommeil doivent rappeler les effets du café. C'est pourquoi, en homéopathie, il n'y a pas « un » somnifère ou « un » remède contre les maux de tête, mais des remèdes individuels contre les troubles du sommeil ou les maux de tête. Pour faire le bon choix, il faut à chaque fois se poser la question du « où » ou du « pourquoi » (siège ou cause), du « quoi » (symptômes principaux), du « comment » (modalités d'apparition ou de disparition des symptômes), du « avec quoi » (symptômes connexes) et du « par ailleurs » (symptômes concomitants).

Dilution et dynamisation

Du temps d'Hahnemann, les substances utilisées dans la fabrication des remèdes homéopathiques provenaient exclusivement de la nature, c'est-à-dire des plantes, des animaux et des minéraux - et c'est encore le cas de nos jours pour la plupart d'entre eux. Parmi elles, certaines sont

> **➜ La dilution qui convient**
>
> Pour l'automédication, nous recommandons généralement, sur la base d'une longue expérience, les dilutions comprises entre 6DH à 12DH.

toxiques, comme *Belladonna* (la belladone), *Lachesis* (le venin d'un serpent de la famille des crotales) ou *Sulfuricum acidum* (l'acide sulfurique). Hahnemann était, bien sûr, conscient du danger que pouvait comporter l'administration de ces substances, mais, d'un autre côté, il considérait les avantages qu'il était possible d'en tirer en terme thérapeutique, et comme il n'était pas seulement médecin, mais aussi pharmacien et chimiste, il eut l'idée de les utiliser sous forme diluée. Or, il s'avéra que, grâce à la dilution progressive, ces substances, tout en perdant leur toxicité, démontraient curieusement un effet thérapeutique plus puissant et, utilisées dans les règles, n'avaient en outre aucun effet secondaire.

C'est pourquoi Hahnemann opta plutôt pour le terme de « dynamisation », celui de dilution lui paraissant rendre insuffisamment compte de l'augmentation du potentiel thérapeutique de la substance de départ. Celle-ci étant soumise, pour l'obtention du remède, à une suite de dilutions progressives et de succussions, on parle aujourd'hui plus volontiers de dilution/dynamisation, terme qui décrit le procédé, ou de potentialisation, qui désigne plutôt le résultat de l'action.

Que signifie potentialiser ?

Conformément à la Pharmacopée homéopathique, qui ne fait en cela que reprendre les instructions d'Hahnemann, les substances utilisées dans la fabrication des remèdes doivent être mélangées à un support liquide ou triturées dans un milieu solide (alcool, eau, lactose). Selon la proportion respective de substance médicinale et de support, on parle de dilution centésimale (1 part + 99 parts) ou décimale (1 part + 9 parts). La dilution se fait étape par étape. Pour une dilution de 6DH (décimales hahnemanniennes), l'opération est répétée 6 fois ; 12 fois pour une dilution de 12CH (centésimales hahnemanniennes). Certains homéopathes prescrivent même, en cas de maladie chronique ou de maladie au long cours, des dilutions au cinquante millième (LM ou Q), mais celles-ci ne sont pas adaptées à l'automédication. En principe, tout remède homéopathique doit être secoué manuellement.

Selon un principe important de l'utilisation des remèdes homéopathiques : ce n'est pas la quantité qui prime, c'est la qualité ! Autrement dit, ce qui importe en premier lieu, c'est le choix du bon remède ; celui de la dilution ne vient qu'en second lieu. Le second dépend surtout de l'expérience et des préférences personnelles du thérapeute. Aussi n'hésitez pas à noter au fil du temps vos observations afin de pouvoir vous y référer le cas échéant. L'homéopathie est avant tout une science expérimentale !

→ La trousse homéopathique de base : indispensable

Un bon conseil : constituez-vous tout de suite une trousse homéopathique comportant les remèdes homéopathiques les plus courants ! En cas d'urgence, il est important d'avoir tout de suite le bon remède sous la main. Nombre d'affections peuvent en effet être considérablement atténuées et écourtées dans leur déroulement si elles sont traitées dès l'apparition des premiers signes. Cela vaut notamment en ce qui concerne les enfants. Vous trouverez en annexe de cet ouvrage (p. 146) une liste des remèdes méritant d'y figurer. Je les prescris moi-même souvent à mes patients et toujours avec succès.

Spécificités de l'homéopathie - ou les règles à respecter

Administration et posologie

Les remèdes homéopathiques sont en vente libre dans les pharmacies. On les trouve sous trois formes principales, dont l'efficacité est la même : les gouttes, les globules ou granules et les comprimés. Pour un nourrisson, une prise correspond à un granule (que l'on place sous la langue pour qu'il fonde). Chez l'enfant en bas âge, une prise équivaut à 3 granules. Les granules étant sucrés, les enfants les prennent plus volontiers que les gouttes ou les comprimés. En outre, ils ne contiennent pas d'alcool. Mais cette forme de présentation convient aussi très bien pour les enfants plus âgés, et même pour les adultes. Les personnes âgées préfèrent, quant à elles, généralement les comprimés. Les granules et les comprimés peuvent être utilisés sans risque durant la grossesse et l'allaitement, du moment que le remède a été bien choisi.

Dans la partie consacrée aux indications thérapeutiques, vous trouverez pour chaque remède des indications concernant la dilution et la posologie. Administrées selon la posologie indiquée, les basses et moyennes dilutions, c'est-à-dire 3DH, 6DH et 12DH, ne provoquent quasiment jamais d'aggravation initiale. Ce phénomène, aussi appelé réaction curative, ne se produit généralement qu'avec les hautes dilutions, telles que 30DH/CH, 200DH-/CH, et encore, pas systématiquement. Seul un thérapeute expérimenté est à même de recourir à ces hautes dilutions car, pour apporter les résultats escomptés, elles exigent une correspondance parfaite entre la symptomatologie du patient et la pathogénésie du remède. À l'inverse, en ce qui concerne les basses et moyennes dilutions (de 3DH à 12DH), la correspondance peut être plus approximative, et les

→ Forme galénique et quantité à administrer

→ Gouttes (solution alcoolique).
1 prise = 5 gouttes (gtt)

→ Granules ou globules (petites sphères de saccharose imprégnées de solution homéopathique).
1 prise = 5 granules (gran.)

→ Comprimés (poudre obtenue par trituration dans du lactose, puis compression).
1 prise = 5 comprimés (compr.)

éléments proposés dans ce livre sous forme de tableau suffiront amplement. Une chose est toutefois très importante : dès que vous constaterez une amélioration des symptômes, réduisez la fréquence des prises ! On conseille de diviser à peu près de moitié : si vous preniez une prise 3 fois par jour, réduisez, selon l'amélioration, à une prise 1 ou 2 fois par jour. Si vous en preniez une 2 fois par jour, ne la prenez plus qu'une fois par jour. Et, lorsque vous aurez l'impression d'aller vraiment mieux, arrêtez le traitement ! En tout état de cause, je vous recommande de ne jamais dépasser trois semaines consécutives de traitement. Après la troisième semaine, faites une pause d'environ une semaine. Si, durant ce temps, les symptômes se sont améliorés, mais qu'ils n'ont pas complètement disparu, reprenez le traitement pour au maximum trois semaines en vous assurant au préalable que les symptômes n'ont pas changé. À l'issue de cette seconde phase de traitement, les symptômes doivent avoir complètement disparu. Si ce n'est pas le cas, consultez un homéopathe. Si les symptômes ont disparu, mais qu'ils ressurgissent occasionnellement, reprenez une prise du traitement. Cela suffit généralement pour les faire disparaître à nouveau.

Comment procéder

Voici quelques règles à respecter afin d'optimiser les effets du traitement :

→ Prenez le remède environ une demi-heure avant ou après le repas et laissez-le fondre ou se dissoudre dans la bouche. Les gouttes peuvent également être prises diluées dans un peu d'eau avec une cuiller en plastique.

→ Évitez pendant toute la durée du traitement les substances susceptibles de contrarier l'action du remède, comme les boissons contenant de la caféine, les huiles essentielles, les bains de bouche à base de camphre ainsi que les épices fortes.

→ Conservez vos remèdes homéopathiques à l'abri de l'humidité et de la lumière, si possible à bonne distance de toute source électromagnétique, par exemple pas à côté de votre ordinateur ni du four à micro-ondes.

→ Si vous avez chez vous le bon remède, mais pas à la dilution préconisée, cela n'a pas d'importance du moment qu'il s'agit d'une dilution basse ou moyenne et que vos symptômes correspondent à la symptomatologie décrite. Au besoin, vous pourrez adapter la fréquence des prises en fonction de la dilution dont vous disposez. S'il s'agit de 6DH, prévoyez 3 prises par jour. Si c'est du 12DH, seulement 2. En revanche, ne prenez pas de hautes dilutions sans avis médical.

→ Essayez de toujours choisir le « bon » remède. En cas d'hésitation, vous pouvez éventuellement en prendre deux à la fois, comme, par exemple, *Arnica montana et Hypericum* (le millepertuis).

→ Si, en raison de troubles déjà anciens, vous prenez un remède « chronique » et qu'il vous faille en plus, du fait d'une affection aiguë, prendre un autre remède, interrompez votre traitement habituel et contentez-vous provisoirement du traitement aigu. Lorsque les symptômes aigus auront disparu, vous pourrez arrêter le traitement et reprendre votre traitement de fond. En cas de doute demandez l'avis d'un homéopathe.

Déroulement du traitement et utilisation à titre complémentaire

Si vous avez choisi le bon remède, vous constaterez durant le traitement une amélioration significative de votre état. Son-

→ Le mauvais remède

S'il s'avère que le remède que vous avez choisi n'est pas le bon - notamment si le tableau de vos symptômes a changé - arrêtez le traitement et choisissez un autre remède à tête reposée. Conformez-vous toujours aux règles d'utilisation évoquées plus haut.

gez cependant qu'une affection chronique, comme des maux de tête récurrents, cède moins rapidement qu'une affection aiguë, par exemple, une infection fébrile.

Scénarios de réactions possibles :

1. Dès le début du traitement, vous constatez une amélioration des symptômes : cela signifie que vous avez choisi le bon remède. Diminuez la fréquence des prises de moitié. Au bout de deux ou trois jours, vous pouvez arrêter le traitement.
2. Juste après la première prise, vous constatez une aggravation significative des symptômes. S'il s'agit d'une affection aiguë (par ex. un rhume des foins), arrêtez pendant une demi-journée, puis faites un deuxième essai, mais en réduisant cette fois de moitié la fréquence des prises. S'il s'agit en revanche de troubles chroniques (par ex. ballonnements), suspendez le traitement pendant un ou deux jours, puis reprenez en diminuant de moitié la fréquence des prises.
3. Si, après plusieurs jours de traitement, vous ne constatez toujours aucune amélioration ou bien si votre état s'aggrave plusieurs heures après le début du traitement, mieux vaut consulter un médecin.

Les remèdes préconisés dans ce manuel peuvent, en accord avec votre médecin ou votre pharmacien, être pris en complément d'un traitement allopathique. Rien n'empêche, par exemple, un diabétique sous insuline de recourir à l'homéopathie pour soigner une affection intercurrente. Il en va de même pour les femmes qui prennent la pilule.

Les limites de l'automédication

Il faut toujours avoir présentes à l'esprit les limites de l'automédication, notamment lorsque le patient est un enfant ou une personne âgée, ou bien s'il s'agit d'une maladie grave ou chronique. N'hésitez pas à prendre conseil auprès d'un homéopathe qui pourra vous guider dans la conduite du traitement et vous éclairer sur les affections et complications pour lesquelles l'homéopathie est impuissante. La méthode se heurte à ses propres limites à chaque fois qu'on se trouve en présence d'un trouble pour lequel l'action stimulante ou régulatrice n'est d'aucune utilité immédiate, comme, par exemple, en cas d'appendicite aiguë ; une intervention chirurgicale est indispensable ! Il en va de même en cas de fracture ou d'infarctus du myocarde.

→ Remarque importante

Vous trouverez dans chacun des tableaux du 2e chapitre consacré aux troubles et à leurs symptômes, une colonne intitulée « comment ». Les informations figurant à cette rubrique sont précédées d'une flèche descendante ou ascendante :

↓ signifie « aggravé par »

↑ signifie « amélioré par »

On voit ainsi immédiatement quels facteurs favorisent la survenue des symptômes et lesquels les inhibent.

2 Indications thérapeutiques de la tête aux pieds

Le mieux est que vous vous familiarisiez d'ores et déjà, c'est-à-dire avant que les troubles aigus ne surviennent, avec le schéma « de haut en bas » habituellement utilisé en homéopathie dans le classement des symptômes. Pour vous faciliter la recherche le cas échéant, vous trouverez ci-contre les huit grands domaines à l'intérieur desquels sont généralement classés les troubles

➜ Ouvrez l'onglet coloré correspondant à la région où se situent principalement vos problèmes.

➜ Dans chaque onglet, les différents troubles sont classés par zone anatomique ou par domaine.

➜ Une fois trouvé le tableau correspondant à vos troubles, parcourez de haut en bas les première et deuxième colonnes, intitulées « où ou pourquoi » et « quoi ». Ce faisant, essayez de voir quelle est la case qui vous paraît le mieux concorder avec votre problème. Cette première étape permet une sélection préliminaire.

➜ Parcourez ensuite la ou les lignes que vous indiquent les flèches en passant successivement de la colonne « comment », à la colonne « avec quoi », puis à la colonne « par ailleurs ». Ces données supplémentaires devraient vous permettre de mieux préciser les troubles dont vous souffrez. Il n'est toutefois pas indispensable, pour arrêter votre choix, que vous présentiez tous les symptômes mentionnés.

➜ Néanmoins plus les symptômes concordent, plus il y a de chances que le remède figurant dans la dernière colonne soit le bon. Si le nombre de symptômes concordants vous paraît insuffisant, revenez à la première étape et voyez s'il n'y a pas eu erreur d'appréciation au stade de la présélection. Dans ce cas, recommencez la procédure afin de parvenir jusqu'au remède qui correspond à vos troubles.

➜ Dans la dernière colonne, figure le remède suivi des indications concernant la dilution et la posologie.

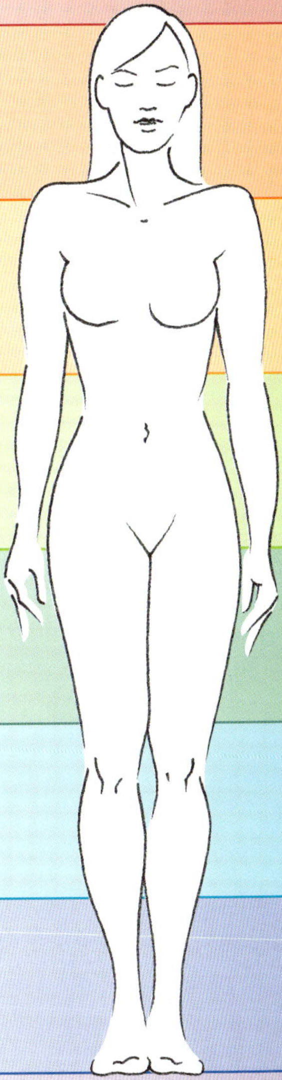

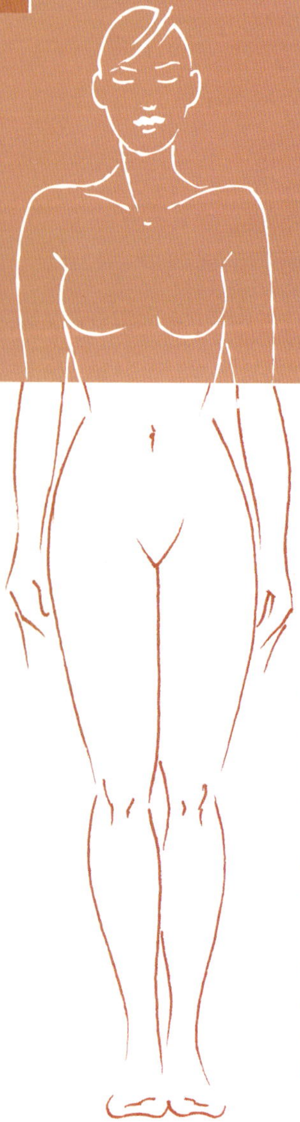

État général/Psychisme

L'état général et l'état psychique d'un individu peuvent être affectés par toutes sortes de facteurs allant du stress au surmenage en passant par les problèmes professionnels ou familiaux, jusqu'à l'angoisse ou la déception. Chez la plupart des individus, les problèmes psychiques ont un retentissement sur l'état de santé général.

État général

Si plus rien ne va, si vous vous sentez épuisé et que la lassitude commence se faire réellement sentir, l'homéopathie peut vous aider à sortir de ce mauvais pas : au bout de quelques jours de traitement, vous aurez l'impression de voir à nouveau le bout du tunnel. Bien sûr l'homéopathie ne peut pas faire de miracles, mais, grâce à elle, vous trouverez en vous la force nécessaire pour remonter la pente et faire face. Vous retrouverez le réflexe qui consiste à dire face à l'adversité : « je m'en sortirai », et avec lui reviendront la joie de vivre et l'optimisme.

Si vous souffrez de **troubles du sommeil**, par exemple suite à un long trajet en avion avec décalage horaire important, l'homéopathie vous aidera à recouvrer votre rythme normal. Il en va de même en ce qui concerne les difficultés d'endormissement et le sommeil entrecoupé. Mais il faut avoir à l'esprit que les remèdes homéopathiques contre les troubles du sommeil n'agissent pas comme les somnifères habituels. Plutôt que de provoquer un sommeil artificiel, votre remède aura pour effet de réguler le cycle veille/sommeil. Aussi doit-on arrêter le traitement dès les premiers signes d'amélioration. De nos jours, beaucoup d'individus souffrent de suites de **stress**, d'**irritation** et de **surmenage**. Ces facteurs, qui favorisent la survenue de maladies, sont souvent difficiles à éviter, surtout lorsqu'on travaille à plein-temps et qu'on a des enfants à élever. Toutefois, l'homéopathie peut aider à ne pas se laisser déborder par la situation et à rester maître de soi. Après avoir trouvé le bon remède, vous retrouverez rapidement votre équilibre.

Psychisme

Parmi les problèmes psychiques les plus courants figurent notamment les **états d'angoisse et d'agita-**

tion, ainsi que les **suites de choc ou de peur**. Ces troubles peuvent se traiter efficacement au moyen de l'homéopathie, même lorsqu'ils sont dus à des événements déjà anciens mais toujours bien présents, comme un accident ou un drame personnel. Si vous faites partie de ces individus qui, à la perspective, même assez lointaine, d'un examen ou d'une prestation en public, souffrent d'agitation et de nervosité, l'homéopathie peut vous aider à passer le temps qui vous sépare de la date fatidique en étant plus détendu. Il en va de même pour les individus qui ont tendance à perdre leurs moyens dès qu'ils se trouvent devant un examinateur ou un auditoire.

L'homéopathie peut également se révéler très utile en cas de problèmes de **manque de concentration** et d'**agitation**. Ces deux troubles sont souvent étroitement liés, et les personnes qui souffrent de difficultés de concentration se sentent généralement beaucoup plus sereines une fois qu'elles ont recouvré une capacité de concentration normale.

L'abattement, la difficulté à se mettre en route et la tentation de se replier sur soi-même sont des signes caractéristiques d'un **état dépressif**. Dans la mesure où cet état n'est pas dû un trouble physique, les remèdes homéopathiques contre la dépression aident à sortir du marasme. Mais n'hésitez pas à consulter un médecin si le « blues » persiste ou bien si les symptômes sont si intenses que vous ne parvenez plus à faire quoi que ce soit.

Au sommaire de ce chapitre

Épuisement, lassitude, syndrome d'épuisement professionnel

Où ou pourquoi	Quoi	Comment	Ou encore	Par ailleurs	REMÈDE
Surmenage, maladie récente	**Se sent comme lessivé, besoin impérieux de repos et de sommeil**	↓Lumière, bruit, froid ↑Chaleur	Impossibilité de se concentrer, comme abruti, vertiges, céphalées de tension	Tout semble insurmontable, manque d'intérêt pour le sexe, épuisement	***Phosphoricum acidum*** **12DH 5 gran. 2 fois par jour** Voir p. 136
Manque de sommeil, jet lag, travail posté, surmenage	**Somnolence diurne, bâillements constants, difficulté d'endormissement le soir**	↓Mouvement, après avoir dormi ↑Courts repos	Vertiges pendant le mouvement, acouphènes, sueurs lors de l'effort	Tendance à l'épuisement nerveux et à l'irritabilité, hypersensible aux bruits	***Cocculus indicus*** **12DH 5 gran. 2 fois par jour** Voir p. 121
Épuisement par surmenage	**Fatigue due à un excès de travail, difficulté à concilier vie professionnelle et vie familiale**	↓Fait d'y penser ↑Distraction	Douleurs chroniques du petit bassin, pas d'intérêt pour le sexe, problèmes de prolapsus	Convient à la femme épuisée, qui met la barre trop haut	***Helonias dioica*** **6DH 5 gran. 3 fois par jour** Voir p. 128
Épuisement par surmenage	**Manque de confiance en soi, peur de l'avenir, résignation, indécision**	↓Froid, en hiver, règles	Mal au dos, en a « plein le dos », frilosité permanente, sensibilité aux changements de temps	Peur de l'échec, voit des risques partout, tout paraît gris et morne	***Silicea*** **12DH 5 gran. 2 fois par jour** Voir p. 141
Surmenage physique ou psychique, infection	**Sensation de faiblesse avec sueurs, fatigabilité accrue accompagnée de lombalgies**	↓Entre 3 h et 5 h du matin, froid, courants d'air ↑Chaleur	Rétention d'eau, paupières supérieures gonflées, grand désir de chaleur	Sens aigu du devoir, grande vulnérabilité, hypersensible aux bruits et aux odeurs	***Kalium carbonicum*** **12DH 5 gran. 2 fois par jour** Voir p. 129

Troubles du sommeil

Où ou pourquoi	Quoi	Comment	Ou encore	Par ailleurs	REMÈDE
Événements ou expériences de nature positive ou négative	**Hyperactivité cérébrale, ne parvient pas à déconnecter, sueurs**	↓La nuit, par le froid, par les impressions sensorielles ↑Chaleur	Continuellement en mouvement, tendance aux céphalées migraineuses, névralgies	Agitation, nervosité, hyperactivité cérébrale	***Coffea* 12DH 5 gran. 2 fois par jour** Voir p. 121
Surmenage, soucis professionnels, amour-propre blessé	**Insomnie par soucis, diminution de la force physique, veut qu'on le laisse seul**	↓Matin, musique, choses inhabituelles ↑Plein air	Forte émotivité vis-à-vis des autres, causant troubles cardiaques et difficultés respiratoires	Hypersensible, timide et réservé, rougit facilement	***Ambra grisea* 8 DH 5 gran. 3 fois par jour** Voir p. 113
Événements psychologiques, convalescence	**Difficultés d'endormissement malgré la fatigue, sommeil agité, réveils fréquents**	↓Événements ↑Repos	Crises de migraine dans la journée, avec douleurs oculaires	Calme le système nerveux	***Scutellaria* 6DH 5 gran. 3 fois par jour** Voir p. 140
Stress, irritation, surmenage, erreurs alimentaires, manque de sommeil, jet lag	**Tension intérieure, fatigue diurne, insomnie nocturne, cauchemars**	↓Froid, contact, efforts ↑Soir, en mangeant, mouvement	Jambes continuellement en mouvement, grincements des dents, peurs nocturnes	Agitation nerveuse avec épuisement, se sent monté sur ressorts, parle beaucoup	***Zincum metallicum** * 12DH 5 gran. 2 fois par jour** Voir p. 145
Manque de sommeil, jet lag, travail posté, surmenage	**Fatigue diurne, bâillements constants, difficultés d'endormissement**	↓Mouvement, après avoir dormi ↑Courts repos	Vertiges pendant le mouvement, acouphènes, sueurs lors de l'effort	Tendance à l'épuisement nerveux et à l'irritabilité, hypersensible aux bruits	***Cocculus indicus** * 12DH 5 gran. 2 fois par jour** Voir p. 121

** conseil d' utilisation : contre les effets du jet lag, commencez le traitement 3 jours avant le départ.*

Stress, irritation, surmenage

Où ou pourquoi	Quoi	Comment	Ou encore	Par ailleurs	REMÈDE
Alimentation malsaine et mauvaise hygiène de vie, stress, activité sédentaire	Vie mouvementée, tension interne, semble surmené et stressé	↓Matin, froid, mouvement ↑Chaleur, applications chaudes	Aime les excitants (tabac, alcool) malgré des troubles gastriques, haut-le-cœur le matin, constipation	Contractures musculaires douloureuses dans la nuque, les épaules et le dos	***Nux vomica*** **12DH 5 gran. 2 fois par jour** Voir p. 134
Irritation, énervement, colère	Irrité, se met en colère pour un rien	↓Énervement, froid ↑Matin, applications chaudes, plié en deux	Névralgies survenant par accès, sciatique, névralgies faciales	Conflits psychologiques se manifestant par douleurs abdominales spasmodiques	***Colocynthis*** **12DH 5 gran. 2 fois par jour** Voir p. 122
Événements émotionnels tels que contrariété ou stress, changements de temps	Irrité, veut qu'on le laisse en paix, pense continuellement à son travail	↓Mouvement, contact, changements brusques de temps ↑Sueurs, applications froides	Céphalées lancinantes, douleurs rhumatismales, constipation, soif intense	Contracture des muscles du dos en cas d'énervement, évite tout mouvement	***Bryonia*** **12DH 5 gran. 2 fois par jour** Voir p. 117
Événements émotionnels (contrariété, énervement), café	Accès de colère, a beaucoup de mal à se calmer, supporte difficilement la critique	↓Énervement, café, chaleur, la nuit ↑Chaleur locale	Impatient, réactions émotionnelles injustifiées, accrues avant les règles	Ballonnements, gaz nauséabonds, souvent diarrhées verdâtres	***Chamomilla*** **12DH 5 gran. 2 fois par jour** Voir p. 120
Conflits psychologiques par surmenage	Se sent épuisé, surmené, abusé, tout semble insurmontable	↓Froid, en se lavant, changements de temps ↑Mouvement, activité physique	Sueur malodorante, sensation de prolapsus, cystites	Réagit souvent avec véhémence, distant par rapport au partenaire, répugne aux relations sexuelles	***Sepia*** **12DH 5 gran. 2 fois par jour** Voir p. 141

États d'angoisse et d'agitation, suites de peur

Où ou pourquoi	Quoi	Comment	Ou encore	Par ailleurs	REMÈDE
Énervement aigu, peur, choc	**Accès d'hypertension avec palpitations, états d'angoisse**	↓Soir, nuit, contact, froid ↑Sueurs	Agitation intérieure, pense qu'il va mourir, crises de panique, agoraphobie et phobie de l'avion	Les troubles surviennent subitement et atteignent rapidement leur paroxysme	***Aconitum* 12DH 5 gran. 2 fois par jour** Voir p. 112
Énervement aigu, peur, choc **Suites d'énervement, de peur, de choc**	**Faiblesse, tremblements, apathie, frilosité, vertiges, impression de paralysie, visage congestionné**	↓Soir, dans une pièce chaude, chaleur	Douleurs paralysantes partant de la nuque et des épaules, céphalées	Convient comme traitement adjuvant des infections virales avec retard de guérison	***Gelsemium* 12DH 5 gran. 2 fois par jour** Voir p. 126
Événements émotionnels, événements imminents	**Diarrhées de trac, besoin fréquent d'uriner, douleurs gastriques, tremblements**	↓Nuit, matin, chaleur, pièces fermées ↑Plein air, air frais	Ballonnements, aggravés par les aliments sucrés et le pain blanc, renvois, flatulences	Anxiété, agitation, phobie des hauteurs	***Argentum nitricum* 12DH 5 gran. 2 fois par jour** Voir p. 114
Événements émotionnels, événements imminents **États d'angoisse, attaques de panique** **Agitation, peur, chagrin, trac d'anticipation, surmenage**	**Agitation intérieure, peur panique, phobie des maladies, sensation de harcèlement**	↓Alentours de minuit, froid ↑Chaleur, boissons chaudes	Soif intense, dégoût provoqué par les odeurs de nourriture, souvent diarrhées aqueuses	Tendance au perfectionnisme et au pinaillage, maigrit et se fatigue facilement	***Arsenicum album* 12DH 5 gran. 2 fois par jour** Voir p. 115
Agitation, peur, chagrin, trac d'anticipation, surmenage	**Peur de la solitude, sursaute au moindre bruit, trac d'anticipation**	↓Soir, nuit, événements émotionnels ↑Courts repos	A besoin de manger souvent, faiblesse et tremblements en cas de faim, saigne souvent du nez	Sujet mince et nerveux, a besoin de phases de repos, tremblements intérieurs, ne tient pas en place	***Phosphorus* 12DH 5 gran. 2 fois par jour** Voir p. 136

Trac, peur des examens, difficultés de concentration, nervosité

Où ou pourquoi	Quoi	Comment	Ou encore	Par ailleurs	REMÈDE
Suites d'énervement, de peur, de choc	Faiblesse, tremblements, apathie, vertiges, comme abruti et paralysé, visage congestionné	↓Soir, dans une pièce chaude, chaleur	Douleurs paralysantes partant de la nuque et des épaules, céphalées	Convient pour le traitement adjuvant des infections virales avec retard de guérison	***Gelsemium* 12DH 5 gran. 2 fois par jour** Voir p. 126
Événements émotionnels, événements imminents	Diarrhées de trac, besoin fréquent d'uriner, douleurs gastriques, renvois	↓Nuit, matin, chaleur, pièces fermées ↑Plein air, air frais	Ballonnements, aggravés par les aliments sucrés et le pain blanc, manger vite	Hypernerveux, hyperactif, phobie des hauteurs	***Argentum nitricum* 12DH 5 gran. 2 fois par jour** Voir p. 114
Événements émotionnels, événements imminents, surmenage intellectuel	Incapacité à retenir ce qui vient d'être lu, mauvaise mémoire des noms	↓Émotions, surmenage ↑Après-midi, soir, en mangeant	Indisposition améliorée par la prise de nourriture, mais suivie de nausées et de plénitude gastrique	S'emporte pour des vétilles, souvent très injuste, indécis	***Anacardium orientale* 12DH 5 gran. 2 fois par jour** Voir p. 114
Surmenage	Agitation interne, ne tient pas en place, ne peut pas rester assis	↓Nuit, matin, froid, excitants (alcool, tabac), événements psychiques ↑Mouvement en plein air	Ne peut pas se concentrer et ne retient rien, spasmes des paupières	Convient en cas de SDAH (syndrome du déficit d'attention avec hyperactivité), ne tient pas en place	***Agaricus* 12DH 5 gran. 2 fois par jour** Voir p. 112
Surmenage, épuisement	Peur de démériter, manque de concentration, trous de mémoire	↓Matin, effort, énervement, vent chaud ↑Calme et chaleur	Sueurs au moindre effort, céphalée après l'effort intellectuel	Convient en cas de céphalée des écoliers et de difficultés de concentration liées au SDAH	***Kalium phosphoricum* 12DH 5 gran. 2 fois par jour** Voir p. 130

Troubles dépressifs, abattement

→ Troubles de la préménopause, *voir p. 79*

Où ou pourquoi	Quoi	Comment	Ou encore	Par ailleurs	REMÈDE
Événements émotionnels, tels que chagrin, dépit, peur	**Sentiment de ne pas avoir été à la hauteur, n'entrevoit aucune lueur d'espoir malgré les efforts consentis**	↓La nuit, tôt le matin, froid	Alternance entre état dépressif et comportement agressif, manque de mémoire	Sujet de petite taille, visage cramoisi, vertiges, céphalées pulsatiles	***Aurum metallicum*** **12DH 5 gran. 2 fois par jour** Voir p. 116
Surmenage psychique, soucis, inquiétudes	**Très sensible à la souffrance des autres, sens aigu de la justice**	↓Froid, courants d'air, obscurité, avant et pendant les règles ↑Chaleur	Humeur mélancolique, fatigue et faiblesse paralysante	Comme paralysé par le chagrin, tout réclame un effort	***Causticum*** **12DH 5 gran. 2 fois par jour** Voir p. 120
Événements émotionnels aigus, chagrin, conflits de couple, nostalgie	**Soupirs fréquents, ému aux larmes, impression de boule dans la gorge, gorge nouée**	↓Contact, excitants (alcool, tabac), émotions ↑En mangeant	Rires et larmes, alternance entre troubles physiques et troubles psychiques	Céphalées comme un clou qu'on enfonce, troubles gastriques avec crampes abdominales	***Ignatia*** **12DH 5 gran. 2 fois par jour** Voir p. 128
Conflits psychologiques, chagrin persistant, sentiment d'humiliation, irritation	**Ne parvient pas à faire son deuil du passé, à surmonter pas ses déceptions**	↓Matin, effort ↑Position allongée, plein air	Veut qu'on le laisse seul, ne veut pas être consolé, tendance à la migraine	Troubles physiques conditionnés par le découragement, ne grossit pas	***Natrum muriaticum*** **12DH 5 gran. 2 fois par jour** Voir p. 133
Frustration sexuelle	**Résignation anxieuse, mélancolie, grand désir sexuel**	↓Soir, repos ↑Mouvement en plein air	Donne souvent l'impression d'être imbu de sa personne et méprisant	Douleurs et troubles pelviens récurrents, règles douloureuses	***Platinum metallicum/ platina*** **12DH 5 gran. 2 fois par jour** Voir p. 137

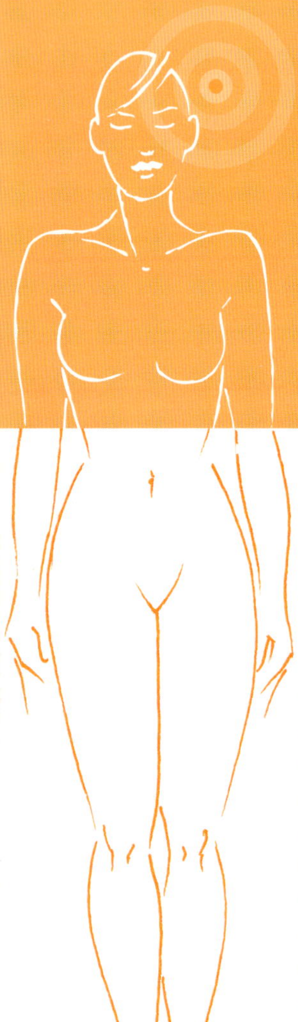

Tête

Dans ce chapitre, vous trouverez décrits les troubles dont les symptômes prédominants concernent la tête. Afin de vous permettre de retrouver plus facilement et plus sûrement le bon remède, le contenu de ce chapitre est articulé selon les organes particuliers, tels qu'yeux, oreilles, dents, bouche, pharynx et larynx, mais aussi nez et sinus.

Tête

Les **céphalées**, la **migraine**, les **névralgies**, le **spasme douloureux de la face** et les **vertiges** sont les principaux troubles pouvant affecter la tête. Si ces troubles surviennent pour la première fois, il faut impérativement consulter un médecin. Il en va de même si les douleurs persistent après plusieurs jours de traitement. En cas de prescription par le médecin d'un médicament antidouleur conventionnel, rien ne vous empêche de continuer à prendre votre remède homéopathique à titre complémentaire afin de renforcer l'effet du traitement et de permettre une diminution progressive de la posologie. Dans le traitement de la douleur, l'homéopathie agit plutôt sur la durée. Il faut donc prévoir un traitement long et des pauses à intervalles réguliers. La maladie de Ménière, qui se manifeste par des **accès vertigineux** violents déclenchés par le moindre mouvement et accompagnées de nausées intenses, constitue un cas un peu particulier. Mais ici aussi, le recours à l'homéopathie à titre complémentaire peut s'avérer très utile.

Yeux

La **conjonctivite**, l'**orgelet**, les **larmoiements**, la **sécheresse oculaire** et la **fatigue oculaire** figurent parmi les troubles oculaires les plus courants. Si vous souffrez pour la première fois d'une inflammation de la conjonctive ou du bord de la paupière, il faut consulter un médecin. De même en cas de troubles oculaires persistants, tels que fatigue oculaire, sécheresse oculaire ou larmoiement, surtout si les symptômes s'accompagnent d'une baisse de l'acuité visuelle. L'administration du remède homéopathique adapté renforce l'effet du traitement ophtalmologique, y compris en cas d'inflammations récidivantes. Les gouttes homéopathiques pour les yeux, préconisées en complément des granules (voir p. 30/31), sont généralement très utiles.

Oreilles

Les **douleurs** et les **processus inflammatoires** touchant l'oreille doivent impérativement faire l'objet d'un examen médical. Si un traitement antibiotique s'avère nécessaire, vous pouvez le compléter avantageusement par l'administration d'un remède homéopathique. L'homéopathie peut apporter un soulagement appréciable même en cas d'**acouphènes**.

Bouche et dents

L'homéopathie est efficace dans le traitement de nombreux troubles dentaires, gingivaux et buccaux, tels qu'**aphtes**, **douleurs dentaires** ou **gingivite**, mais aussi des **caries** ou des problèmes de **mauvaise haleine**.

Pharynx et larynx

L'**enrouement**, les **maux de gorge avec douleurs à la déglutition**, l'**angine** et la **pharyngite** font partie des troubles pharyngés et laryngés les plus fréquents. Attention : en cas de maux de gorge, il ne faut pas attendre que l'infection s'étende pour traiter. Il convient, dès l'apparition des premiers signes, de rechercher le bon remède. En agissant suffisamment tôt, vous pourrez ainsi atténuer et écourter le déroulement de la maladie.

Nez et sinus

Le **rhume** consécutif à un refroidissement, le **rhume des foins** et l'**allergie**, la **sinusite** et les **saignements de nez** sont des troubles extrêmement courants. En employant le bon remède, vous aurez rapidement raison de ces symptômes gênants.

Au sommaire de ce chapitre

Céphalées

Où ou pourquoi	Quoi	Comment	Ou encore	Par ailleurs	REMÈDE
Chauffage excessif, surexposition au soleil, courants d'air froids et humides	**Céphalées pulsatiles survenant brusquement, souvent du côté droit**	↓Contact, bruit, lumière	Face pourpre et chaude, yeux rouges, sensation de brûlure au niveau de la peau	Convient en cas de douleurs aiguës, d'apparition et de disparition brutales	***Belladonna**** **6DH 5 gran. toutes les heures** Voir p. 116
Temps chaud et humide, infection virale, peur, stress, surmenage	**Douleurs partant de la nuque, sensation d'être comme abruti, troubles visuels**	↓Soir, dans une pièce chaude, chaleur	Visage cramoisi, faiblesse avec tremblements, absence d'énergie, frilosité, apathie, absence de soif	Céphalées liées à des problèmes psychologiques, convalescence difficile	***Gelsemium**** **6DH 5 gran. toutes les heures** Voir p. 126
Tension, stress, mauvaise hygiène de vie et alimentaire	**Céphalées de tension, nuque douloureuse, céphalées avec nausées, vomissements**	↓Froid, matin ↑chaleur	Sensation de gorge serrée et vomissements matinaux, nausées liées à une chimiothérapie	Vie mouvementée, tension interne, paraît surmené et stressé	***Nux vomica**** **6DH 5 gran. toutes les heures** Seite 134
Surmenage, épuisement, stress	**Céphalées secondaires à l'effort intellectuel, céphalée des écoliers, sueurs**	↓Matin, effort, énervement, vent chaud ↑Repos et chaleur	Peur de ne pas réussir, manque de concentration, oublis, vertiges	Haleine forte avec langue blanc jaunâtre, bouche sèche, troubles gastriques d'origine nerveuse	***Kalium phosphoricum*** **12DH 5 gran. 2 fois par jour** Voir p. 130
Prédisposition à l'insuffisance circulatoire	**Céphalées avec éblouissements et points noirs devant les yeux, sensation d'oppression**	↓Matinée ↑Repos	Tendance au collapsus circulatoire avec fortes palpitations, nausées et lourdeurs d'estomac	Se sent toujours fatigué, impression de ne pas avoir suffisamment dormi	***Haplopappus*** **3DH 5 gran. 3 fois par jour** Voir p. 127 Indisponible en France

** Posologie d'attaque : en cas d'amélioration, passez à 3 prises par jour*

Migraine

Où ou pourquoi	Quoi	Comment	Ou encore	Par ailleurs	REMÈDE
Phases de changements hormonaux, phénomènes d'usure	**Douleurs rayonnant dans la partie droite de la face à partir de l'occiput, vomissements, rougeur de la face**	↓Froid, courants d'air, le jour	Rhumatismes, ménopause, hypertension artérielle, mains et pieds brûlants	Irritable, réaction de colère à cause de douleurs persistantes	***Sanguinaria** 6DH 5 gran. 3 fois par jour** Voir p. 140
Phases de changements hormonaux (règles, grossesse), stress, surmenage	**Migraine commençant par des éblouissements et diplopie**	↓Position assise, position debout, plein air ↑Mouvement, chaleur	Douleurs dans la région frontale et temporale, vertige, assoupissement	Se sent comme lessivé, mélancolique, geignard, sensation constante de froid	***Cyclamen** 6DH 5 gran. 3 fois par jour** Voir p. 123
Événements émotionnels aigus, chagrin, conflit dans le couple, nostalgie	**Céphalalgies donnant l'impression d'un clou qu'on enfonce, crampes d'estomac**	↓Contact, excitants (alcool, tabac), émotions ↑En mangeant	Rires et larmes, alternance rapide entre troubles physiques et troubles psychiques	Sautes d'humeur, soupirs, ému aux larmes, impression de boule dans la gorge, gorge nouée	***Ignatia* 12DH 5 gran. 2 fois par jour** Voir p. 128
Événements émotionnels avec tension et énervement, « migraine du week end »	**Migraine avec troubles visuels, éblouissements surtout durant les phases de repos**	↓Phase de repos, soir, nuit ↑Mouvement	Troubles digestifs avec aigreurs d'estomac, renvois acides, selles grasses	Convient en cas de nausées et les aigreurs d'estomac liées à la grossesse	***Iris versicolor** 6DH 5 gran. 3 fois par jour** Voir p. 129
Angoisse, irritation, agitation, changements de temps, infection	**Surtout du côté gauche, douleurs faciales et oculaires fréquentes**	↓Tempête, froid, changements de temps ↑Allongé sur le côté droit	Douleurs piquantes, s'aggravant dans la journée, larmoiement peu douloureux	Convient en cas de névralgies faciales, spasmes douloureux de la face	***Spigelia** 6DH 5 gran. 3 fois par jour** Voir p. 142

** Posologie d' attaque : 4 à 5 prises le premier jour*

Névralgies, algies de la face, spasmes douloureux de la face

→ Syndrome des jambes sans repos, polyneuropathie, *voir p. 91*

Où ou pourquoi	Quoi	Comment	Ou encore	Par ailleurs	REMÈDE
Changement de temps, refroidissement	**Douleurs faciales en éclair et spasmodiques, sensation de meurtrissure, périodique**	↓Changements de température, mouvement ↑Chaleur, repos, en s'enveloppant chaudement	Douleurs irradiant jusqu'à l'oreille et au conduit auditif, douleurs de l'articulation temporo-maxillaire	Convient en cas de spasme douloureux de la face persistant après refroidissement	***Verbascum thapsus**** **6DH 5 gran. 3 fois par jour** Voir p. 144
Refroidissement, températures extrêmes, courants d'air, événements émotionnels (choc, peur, angoisse)	**Douleurs, vives et lancinantes, sensation de baisse de l'audition, fourmillements**	↓Soir, nuit, contact, froid ↑Sueurs	Les douleurs semblent difficilement supportables, peau pâle ou rouge, chaude au toucher	Anxiété, agitation intérieure, grande soif de boissons froides	***Aconitum**** **6DH 5 gran. 3 fois par jour** Voir p. 112
Épuisement, suites d'une maladie générale	**Douleurs cuisantes, ne tient pas en place, agitation**	↓Vers minuit, froid ↑Chaleur, boissons chaudes	Soif intense, dégoût provoqué par les odeurs de nourriture, tendance aux diarrhées	Agitation intérieure avec angoisses, y compris concernant sa santé, tendance au perfectionnisme	***Arsenicum album*** **12DH 5 gran. 2 fois par jour** Voir p. 115
Épuisement intellectuel, surmenage	**Douleurs pulsatiles, piquantes, généralement du côté gauche**	↓Travail intellectuel, contact, excitants	Comme si les yeux étaient tirés par un fil, perçoit de mauvaises odeurs	Convient à titre auxiliaire dans le cadre du traitement anti-glaucome : CONSULTER !	***Paris quadrifolia**** **6DH 5 gran. 3 fois par jour** Voir p. 135
Infection herpétique (zona, zona facial), morsure de tique, changements de temps	**Névralgies, sensation de baisse d'audition, brûlure, démangeaisons de la peau qui cicatrise**	↓Froid, air froid, chaleur du lit, contact ↑Plein air	Cloques suintantes avec douleurs aiguës et piquantes	Si névralgies persistantes, y compris complications tardives, comme maladie de Lyme : CONSULTER !	***Mezereum*** **12DH 5 gran. 2 fois par jour** Voir p. 133

** Posologie d'attaque : 4 ou 5 prises par jour le 1er et le 2e jour*

Vertiges, maladie de Ménière

Où ou pourquoi	Quoi	Comment	Ou encore	Par ailleurs	REMÈDE
Émotions, trac, peur des hauteurs	**Vertiges avant un événement, peur et vertige lors du passage d'un pont ou en montagne**	↓Nuit, matin, chaleur, dans une pièce fermée ↑Plein air, air frais	Ballonnements, aggravés par les aliments sucrés et le pain blanc, renvois, rots	Hypernerveux, diarrhées de trac et besoin fréquent d'uriner	***Argentum nitricum*** **12DH 5 gran. 2 fois par jour** Voir p. 114
Troubles de l'oreille interne, manque de sommeil, jet lag, travail posté, surmenage	**Vertiges au moindre mouvement, acouphènes, maux de têtes et douleurs cervicales**	↓Mouvement, après avoir dormi ↑Courts repos	Tendance à l'épuisement nerveux et à l'irritabilité, hypersensible au bruit	Convient en cas de mal des transports et de privation de sommeil	***Cocculus indicus*** **6DH 3 gtt 3 fois à ½ h d'intervalle, puis 5 gran. 3 fois par jour** Voir p. 121
Troubles de l'oreille interne, événements émotionnels, surmenage, troubles circulatoires	**Vertiges, *fortes nausées*, troubles visuels, acouphènes, tremblements, sensation de froid glacial**	↓Moindre mouvement ↑Air frais	*Faiblesse* aiguë avec nausées, sentiment diffus d'aller mal, agitation anxieuse	Convient en cas de mal des transports et d'intolérance à la nicotine	**Tabacum 6DH 3 gtt 3 fois à ½ h d'intervalle, puis 5 gran. 3 fois par jour** Voir p. 143
Événements émotionnels tels qu'échec, déception ou souci, troubles circulatoires	**Crises vertigineuses, céphalées pulsatiles, visage cramoisi**	↓Nuit, matin de bonne heure, froid	Plaintes en ce qui concerne la mémoire, oppression et constriction thoracique	Sujet de petite taille, alternance entre état dépressif et comportement agressif	***Aurum metallicum*** **12DH 5 gran. 2 fois par jour** Voir p. 116
Troubles circulatoires, hypertrophie de la prostate, changements hormonaux	**Vertige rotatoire, tremblements violents des membres, sensation de faiblesse, comme paralysé**	↓Froid, nuit, matin ↑Chaleur, en mangeant	Débit urinaire faible, se lève la nuit pour uriner, baisse de l'activité sexuelle	Sujet mince, replié sur lui-même, peur de la solitude	***Conium*** **12DH 5 gran. 2 fois par jour** Voir p. 122

Troubles oculaires (fatigue, larmoiements, sécheresse)

Où ou pourquoi	Quoi	Comment	Ou encore	Par ailleurs	REMÈDE
Surmenage, réaction allergique, refroidissement	**Yeux rouges et brûlants, secs au début, puis larmoiement piquant**	↓Soir, chaleur, lectures prolongées ↑Froid, obscurité	Hypersensibilité à la lumière, blépharite, sécrétions nasales aqueuses et épaisses, éternuements	Convient en cas de conjonctivites récidivantes	***Euphrasia** 6DH 5 gran. 3 fois par jour** Voir p. 124
Surmenage, traumatisme consécutif à un coup ou à une chute	**Sensation de chaleur et de brûlure des yeux, vision floue, céphalées provoquées par la lecture**	↓Froid, temps humide ↑Mouvements prudents	Contractures douloureuses dans les épaules et la nuque	Convient en cas de traumatisme, après un accident : CONSULTER !	***Ruta* 6DH 5 gran. 3 fois par jour** Voir p. 139
Prédisposition, changements hormonaux, médicaments chimiques de synthèse	**Sécheresse oculaire, manque de liquide lacrymal, impression de poussière dans l'œil**	↓Matin, après le repas	Difficultés pour avaler avec bouche sèche, difficultés pour aller à la selle	Troubles persistants liés à une sécheresse de la peau et des muqueuses	***Alumina* 6DH 1 compr 3 fois par jour** Voir p. 113
Troubles hormonaux, sautes d'humeur, inflammation des muqueuses	**Yeux rouges et larmoiement constant**	↓Nuit, pièce chaude, nourriture grasse, règles ↑Air frais	Sécrétions nasales et oculaires laiteuses et aqueuses, souvent persistantes	Convient également en cas de larmoiements spontanés (dilution 30CH en prise unique)	***Pulsatilla* 12DH 5 gran. 2 fois par jour** Voir p. 138
Peur, chagrin, épuisement, grossesse, allaitement, croissance rapide	**Troubles visuels, tels que taches noires, éclairs ou flou**	↓Soir, nuit, après une émotion ↑Court repos	Besoin de grignoter, céphalées avec vertiges, saignements de nez	Traitement complémentaire de la dégénérescence maculaire. Perte de la perception des couleurs : CONSULTER !	***Phosphorus* 12DH 5 gran. 2 fois par jour** Voir p. 136

** Conseil d'utilisation : en cas de sécheresse et de fatigue oculaire : Euphrasia 3DH à raison de 2 gtt 3 ou 4 fois par jour dans chaque œil*

Conjonctivite

Où ou pourquoi	Quoi	Comment	Ou encore	Par ailleurs	REMÈDE
Surexposition au soleil, exposition à la chaleur, courants d'air, infection, refroidissement	**Sensation de chaleur, sécheresse et douleurs cuisantes des conjonctives**	↓Contact, bruits, lumière	Pupilles dilatées, obligé de cligner des yeux, céphalées soudaines	Inflammation cutanée (comme un coup de soleil), inflammation des muqueuses (sensation de brûlure)	***Belladonna**** **6DH 5 gran. 3 fois par jour** Voir p. 116
Réaction allergique, œdème de Quincke	**Conjonctives rouge écarlate et très irritées, paupières gonflées**	↓Chaleur, contact ↑Compresses froides, air frais	Agitation, besoin de bouger, absence de soif, sensation de chaleur cutanée	Douleurs perçantes, moindre réaction aux allergies	***Apis mellifica**** **8DH 5 gran. 3 fois par jour** Voir p. 114
Réaction allergique, surmenage, infection, refroidissement	**Yeux rougis et brûlants, secs au début, puis très larmoyants**	↓Soir, chaleur, lectures prolongées ↑Froid, obscurité	Hypersensibilité à la lumière, blépharite, sécrétions nasales aqueuses et épaisses, éternuements	Convient en cas de conjonctivites récidivantes	***Euphrasia**** **6DH 5 gran. 3 fois par jour** Voir p. 124
Infection, refroidissement	**Sécrétion épaisse et blanc jaunâtre au coin interne des yeux, paupières comme collées**	↑Air frais, chaleur	Céphalées persistantes, écoulement de mucus épais, blanc jaunâtre, par le nez et dans les bronches	Fluidifie les sécrétions en cas de douleurs faciales pulsatiles des pommettes (sinusite aiguë)	***Kalium bichromicum**** **6DH 1 compr. 3 fois par jour** Voir p. 129
Infection, inflammation chronique, suite de traitement prolongé à la cortisone	**Rougeurs cuisantes, démangeaisons, peau desquamée et rougie autour des yeux, photophobie**	↓Matin, chaleur, chaleur du lit ↑Froid	Forte sensation de chaleur intense, sueurs malodorantes, diarrhées nauséabondes ou constipation	Éruptions cutanées, maladie métabolique chronique	***Sulfur***** **12DH 5 gran. 1-2 fois par jour** Voir p. 142

Indication générale : en cas de rougeur très aiguë, prendre Echinacea 3DH, 2 gtt dans chaque œil 3-4 fois par jour; dès la diminution de l'inflammation prendre Euphrasia 3DH, 2 gtt dans chaque œil 3-4 fois par jour

* *Posologie d'attaque : 4 ou 5 prises par jour le 1er et le 2e jour*

** *Remarque : aggravation initiale possible*

Orgelet, blépharite

Où ou pourquoi	Quoi	Comment	Ou encore	Par ailleurs	REMÈDE
Conflits psychologiques, inflammations fréquentes, suite de traitement chirurgical	**Induration inflammatoire et rougeur de la paupière, sensation de pression**	↓Nuit, froid, événements émotionnels ↑Repos	Spasmes abdominaux après des émotions fortes, tendance aux cicatrices chéloïdes	Se sent blessé intérieurement, est susceptible, rancunier	***Staphysagria** ** **6DH 5 gran. 3 fois par jour** Voir p. 142
Infection, inflammations chroniques, emploi de collyre à base de cortisone	**Induration, prurit et rougeur de la paupière, photophobie, larmoiement**	↓Matin, chaleur et chaleur du lit ↑Froid	Desquamation importante autour des yeux, sensation de chaleur, sueur malodorante	Éruptions cutanées opiniâtres et récidivantes, maladie métabolique chronique	***Sulfur** ** **12DH 5 gran. 1-2 fois par jour** Voir p. 142
Infection, froid, courants d'air	**Inflammation très aiguë et douloureuse avec suppuration**	↓Contact, air froid ↑Applications chaudes	Pustules sur le bord des paupières ne guérissant pas spontanément, douleurs piquantes et localisées	Sinusite et bronchite, mucus épais et jaunâtre	***Hepar sulfur** ** **12DH 5 gran. 2 fois par jour** Voir p. 128
Colères, peur, baisse immunitaire, épuisement, temps froid (automne et hiver)	**Paupières fissurées et sèches, conjonctivite**	↓Temps froid, règles ↑Chaleur, temps sec	Fissures cutanées sanglantes, suintantes et malodorantes sur paupières, nez et bouche	Convient en cas de crevasses au bout des doigts et sur les lobes des oreilles à cause du froid	***Petroleum** ** **12DH 5 gran. 2 fois par jour** Voir p. 136
Faiblesse immunitaire, hypothyroïdie, retard de croissance	**Inflammation avec sécrétions malodorantes, jaunâtres et collantes**	↓Chaleur, grattage, en se lavant, règles ↑Air frais	Peau suintante ou sèche, craquelée et rugueuse, crevasses, ongles épaissis	Tendance au surpoids, humeur maussade, le travail n'avance pas	***Graphites** ** **12DH 5 gran. 2 fois par jour** Voir p. 126

* *Posologie d'attaque : 4 ou 5 prises par jour le 1er et le 2e jour*

** *Remarque : aggravation initiale possible*

Otalgies, inflammation, démangeaisons dans le conduit auditif

Où ou pourquoi	Quoi	Comment	Ou encore	Par ailleurs	REMÈDE
Changement de temps, refroidissement	**Douleurs paroxystiques dans le conduit auditif, le pavillon de l'oreille, l'articulation temporo-mandibulaire**	↓Changements de température, mouvement ↑Chaleur, repos, s'envelopper chaudement	Douleurs faciales avec sensation de pression, survenant souvent de manière périodique	Convient en cas de spasmes douloureux de la face persistant après refroidissement	***Verbascum thapsus** 6DH 5 gran. 3 fois par jour** Voir p. 144
Chocs psychiques, troubles de la dentition chez l'enfant, refroidissement	**Douleurs insupportables et fluctuantes, face rouge et couverte de sueur**	↓Énervement, café, chaleur, nuit ↑Chaleur locale	Hypersensibilité à la douleur, ne peut plus supporter la douleur	Irritable et colérique, insupportable, a du mal à se calmer	***Chamomilla** 6DH 5 gran. 3 fois par jour** Voir p. 120
Événements psychiques, températures extrêmes (froid, chaud), courants d'air	**Douleurs soudaines, vives et lancinantes, comme celles éprouvée en cas de spasme douloureux de la face**	↓Soir, nuit, contact, froid ↑Sueurs	Douleurs insupportables, peau pâle ou rouge, chaude au toucher	Anxiété, agitation intérieure, envie marquée de boissons froides	***Aconitum** 6DH 5 gran. 3 fois par jour** Voir p. 112
Froid, en étant mouillé, urticaire due au froid	**Inflammation pruriante, gonflement du conduit auditif, le pavillon entier est douloureux**	↓Froid, contact mouillé ↑Chaleur	Urticaire sur le corps, déclenchée par le froid, apparition de papules sur la peau, démangeaisons	Susceptibilité infectieuse, alternance entre diarrhée et rhumatismes, asthme avec éruption cutanée	***Dulcamara** 6DH 5 gran. 3 fois par jour** Voir p. 123
Infection, inflammation chronique, effets secondaires de médicaments	**Inflammation persistante du conduit auditif, peau rougie et très desquamante, démangeaisons**	↓Matin, chaleur, chaleur du lit ↑Froid	Sensation de forte chaleur, sueur malodorante, troubles digestifs	Éruptions cutanées, maladie métabolique chronique, hémorroïdes, varices	***Sulfur*** 12DH 5 gran. 1-2 fois par jour** Voir p. 142

* *Posologie d'attaque : 4 ou 5 prises par jour le 1er et le 2e jour*
** *Remarque : aggravation initiale possible*

Otite moyenne, catarrhe de la trompe d'Eustache, sensation de pression dans l'oreille

Où ou pourquoi	Quoi	Comment	Ou encore	Par ailleurs	REMÈDE
Surexposition au soleil, exposition à la chaleur, courants d'air, infection, refroidissement	**Otalgies très violentes, pulsatiles, sensation de chaleur**	↓Contact, bruits, lumière	Fièvre soudaine, rougeur et transpiration du visage jambes souvent froides, absence de soif	Convient en cas de stade initial douloureux, surtout chez l'enfant en bas âge	***Belladonna**** **6DH 5 gran. 3 fois par jour** Voir p. 116
Infection, refroidissement, otite moyenne récidivante	**Écoulement nasal, face rouge/pâle, fièvre d'apparition progressive**	↓Nuit, mouvement ↑Applications froides	Ganglions gonflés, semble peu affecté malgré l'infection aiguë	Otite moyenne fréquente, surtout chez l'enfant (dilution 12DH à raison de 3 gran. 1 fois par jour)	***Ferrum phosphoricum**** **6DH/1 compr. 3 fois par jour** Voir p. 125
Infection, refroidissement, humidité, froid, après avoir été mouillé	**Mucus blanc jaunâtre provenant du nez et des oreilles, douleurs piquantes provoquées par la toux**	↓Nuit, pièce chaude, nourriture grasse, règles	Alternance marquée des troubles, aussi bien au plan physique qu'au plan psychique	Pleurnichard, capricieux, ne veut pas qu'on le laisse seul	***Pulsatilla**** **6DH 5 gran. 3 fois par jour** Voir p. 138
Infection, refroidissement, humidité, froid, après avoir été mouillé, réactions psychiques	**Douleurs cuisantes derrière l'oreille avec maux de gorge aigus**	↓Froid, courants d'air ↑Chaleur, en mangeant	Joues rouges, céphalées, toux expectorante	Tendance au surpoids, nostalgie	***Capsicum annuum**** **6DH 5 gran. 3 fois par jour** Voir p. 119 Indisponible en France
Catarrhe de la trompe d'Eustache, écoulement de l'oreille moyenne	**Pression sur l'oreille, craquements, baisse auditive, ne réagit pas lorsqu'on lui adresse la parole**	↓Chaleur, contact ↑Compresses froides, air frais	Agitation, ne tient pas en place, absence de soif	Convient en cas d'écoulement de l'oreille moyenne, tendance aux réactions allergiques	***Apis mellifica**** **6DH 5 gran. 3 fois par jour** Voir p. 114

** Posologie d'attaque : 1 prise 4 ou 5 fois par jour le 1er et le 2e jour*

Acouphènes

Où ou pourquoi	Quoi	Comment	Ou encore	Par ailleurs	REMÈDE
Énervement, peur, chagrin, trac d'anticipation, surmenage, convalescence	**Les sons semblent résonner, baisse d'audition, frayeur au moindre bruit**	↓Soir, nuit, événements émotionnels ↑Courts repos	Vertiges, troubles visuels, saignements de nez, saignements importants à la moindre blessure, soif	Sujet mince et nerveux, a besoin de phases de repos, ne tient pas en place	***Phosphorus* 12DH 5 gran. 2 fois par jour** Voir p. 136
Énervement, irritation, peur, baisse immunitaire, épuisement	**Acouphènes pulsatiles, rythmés par le pouls**	↓Temps froid, règles ↑Chaleur temps sec	Souvent fringales, fissures cutanées sanguinolentes ou suintantes et malodorantes	Nausées et vertiges en voiture, crevasses au bout des doigts et sur les lobes d'oreille	***Petroleum* 6DH 5 gran. 3 fois par jour** Voir p. 136
Manque de sommeil, jet lag, travail posté, surmenage	**Acouphènes, hypersensibilité auditive, vertiges au mouvement**	↓Mouvement, après avoir dormi ↑En fermant les yeux, courts repos	Sueurs en cas d'effort, somnolence diurne, difficultés d'endormissement le soir	Tendance à l'épuisement nerveux et à l'irritabilité, hypersensible aux bruits	***Cocculus indicus* 12DH 5 gran. 2 fois par jour** Voir p. 121
Stress, surmenage, traitements allopathiques, alimentation malsaine	**Acouphène d'intensité variable, aggravés par le stress et la tension**	↓Froid, matin ↑Chaleur	Céphalées avec nausées, nausées, spasmes de la gorge et vomissements le matin	Vie mouvementée, tension interne, paraît surmené et stressé	***Nux vomica* 12DH 5 gran. 2 fois par jour** Voir p. 134
Explosion, bruit persistant, coup, heurt, chute, surmenage	**Baisse d'audition, acouphènes secondaires à un traumatisme auditif aigu (explosion)**	↓Contact, mouvement ↑Repos	Afflux de sang au visage, grande lassitude, hypertension artérielle, troubles cardiaques	Convient en cas de suites de peur ou de choc, refuse l'aide médicale	***Arnica montana** * 6DH 5 gran. 3 fois par jour** Voir p. 115

** Posologie en cas d' événement ancien : Arnica montana 12DH à raison de 5 gran. 2 fois par jour*

Affections de la cavité buccale (aphtes, perlèches, mauvaise haleine, glossite)

Où ou pourquoi	Quoi	Comment	Ou encore	Par ailleurs	REMÈDE
Baisse immunitaire, exposition aux métaux lourds, inflammation persistante	**Vésicules sanglantes, commissure des lèvres fissurée, mauvaise haleine, salivation**	↓Soir, nuit, après avoir été mouillé	Ulcérations de la muqueuse, muqueuse comme à vif, douleurs perçantes	Faiblesse générale, susceptibilité aux refroidissements, lèvres ou anus fissurés	***Nitricum acidum*** **12DH 5 gran. 2 fois par jour** Voir p. 134
Infections, inflammations récidivantes	**Cavité buccale parsemée de vésicules blanchâtres entourées d'un halo rouge, douleur cuisante**	↓Contact du froid	Muqueuse buccale sensible et saignant facilement	Convient en cas de candidose ou de traumatisme par un appareil dentaire	***Borax*** **6DH 5 gran. 3 fois par jour** Voir p. 117
Erreurs alimentaires, infection	**Sécheresse persistante de la muqueuse buccale, douleurs à la déglutition**	↓Matin, après manger	Selles dures, passant difficilement malgré une envie pressante	Fringales, lourdeurs d'estomac, peau sèche et fendillée à tendance eczémateuse	***Alumina*** **6DH 5 gran. 3 fois par jour** Voir p. 113
Stress, soucis, séjour au bord de la mer	**Sécheresse de la bouche, goût salé dans la bouche, soif intense**	↓Événements émotionnels	Lèvres fendues, diarrhées matinales ou constipation	Rumine le passé, migraines, éruptions, ne grossit pas	***Natrum muriaticum*** **12DH 5 gran. 2 fois par jour** Voir p. 133
États d'angoisse, après une maladie épuisante	**Langue comme échaudée; survenue périodique et d'intensité croissante, langue rouge**	↓Froid ↑Chaleur, boissons chaudes	Soif intense, dégoût provoqué par les odeurs de nourriture, tendance aux diarrhées	Agitation intérieure avec angoisses, y compris au sujet de sa santé, tendance au perfectionnisme	***Arsenicum*** **12DH 5 gran. 2 fois par jour** Voir p. 115

Affections dentaires (maux de dents, douleurs des collets sensibles, grincements de dents)

Où ou pourquoi	Quoi	Comment	Ou encore	Par ailleurs	REMÈDE
Interventions dentaires, plaies douloureuses persistantes	**Hématomes, douleurs, tuméfactions s'étendant au visage**	↓Contact, mouvement ↑Repos	Suites de l'angoisse et de la peur éprouvées à la perspective de l'intervention	Recherche la solitude	***Arnica montana* 6DH 5 gran. 3 fois par jour** Voir p. 115
Interventions dentaires, névralgies dentaires	**Douleurs lancinantes dans sur le trajet des nerfs**	↓Contact, froid, changements de temps	Sensation persistante de baisse d'audition, douleurs perçantes	Céphalées, hébétude, vertiges	***Hypericum* 6DH 5 gran. 3 fois par jour** Voir p. 128
Collets sensibles, stress	**Hypersensibilité à la douleur, ne peut plus supporter les douleurs**	↓Café, chaleur, nuit	Hémi-face douloureuse, souvent rouge et chaude, angoisse à l'idée de la visite chez le dentiste	Colérique et irritable, convient en cas de poussée dentaire chez l'enfant	***Chamomilla* 12DH 5 gran. 2 fois par jour** Voir p. 120
Tension intérieure, stress, frilosité	**Réflexe nauséeux au brossage des dents, dentalgies au contact du froid, grincements de dents**	↓Matin ↑Chaleur	Désir d'excitants (alcool, tabac) malgré des troubles gastro-intestinaux récurrents	Vie mouvementée, tension interne, paraît surmené et stressé	***Nux vomica* 12DH 5 gran. 2 fois par jour** Voir p. 134
Contractures musculaires, stress	**Grincements de dents durant le sommeil, douleurs des muscles masticateurs**	↓Avant les règles, énervement, nuit	Tendance aux crampes musculaires, crampes aux mollets durant le sommeil	Convient en cas de toux spasmodique et de douleurs abdominales	***Cuprum metallicum* 8 DH 1 compr. 3 fois par jour** Voir p. 123

Caries, parodontose, gingivite, troubles dus aux implants dentaires

Où ou pourquoi	Quoi	Comment	Ou encore	Par ailleurs	REMÈDE
Refroidissement, infection, grossesse	**Gencives spongieuses, saignant au moindre contact**	↓Nuit ↑Boissons froides	Salivation persistante, mauvaise haleine, empreintes des dents sur le bord de la langue	Vésicules et inflammations dans la cavité buccale, sueurs nocturnes douceâtres et malodorantes	***Mercurius solubilis*** **12DH 5 gran. 2 fois par jour** Voir p. 132
Os, dents, gencives	**Ostéite des maxillaires, y compris en cas d'implants dentaires, caries**	↓Temps chaud et humide, froid, changements de temps ↑Chaleur, en mangeant	Émail fragile, beaucoup plombages, gingivite	Troubles de la croissance des ongles, cheveux fins et tendance à l'alopécie	***Calcarea phosphorica*** **12DH 5 gran. 2 fois par jour** Voir p. 118
Os, dents, gencives	**Fistules dentaires et osseuses, gencives enflammées se rétractent**	↓Froid, temps froid ↑Chaleur, applications chaudes	Fistules libérant des sécrétions liquides et malodorantes, déchaussement des dents	Susceptibilité aux refroidissements et aux inflammations, très frileux, vite épuisé	***Silicea*** **12DH 5 gran. 2 fois par jour** Voir p. 141
Dents	**Caries, noircissement des dents**	↓Froid, nuit, événements émotionnels	Tendance aux orgelets et aux cicatrices chéloïdes, pour la guérison des plaies	Se sent intérieurement blessé ou vexé, très sensible	***Staphysagria*** **6DH 5 gran. 3 fois par jour** Voir p. 142
Dents, gencives	**Caries, douleurs dentaires persistantes, hypersalivation**	↓Froid, après les règles ↑Chaleur, mouvement	Mauvaise haleine, gencives constamment enflammées, saignant facilement	Sécrétions à l'odeur forte et désagréable, par ex. écoulement vaginal ou saignements menstruels	***Kreosotum*** **6DH 5 gran. 3 fois par jour** Voir p. 130

Enrouement, laryngite

Où ou pourquoi	Quoi	Comment	Ou encore	Par ailleurs	REMÈDE
Froid, courants d'air, émotions (angoisse, choc et peur)	**Maladie se déclarant soudainement, voix atone, agitation, anxiété, soif intense**	↓Contact, froid ↑Sueurs	Fièvre augmentant rapidement, pâleur, peau sèche, difficultés respiratoires évocatrices d'un faux croup	Convient en cas d'infection au stade initial, y compris chez les enfants (en bas âge)	***Aconitum** 6DH** **5 gran. 3 fois par jour** Voir p. 112
Froid, contact mouillé, infection	**Voix éraillée, rauque, enrouée, toussotements, toux sèche d'irritation**	↓Nuit, froid	Infection descendante, allant du pharynx et le larynx vers les bronches	Convient à l'adulte	***Ammonium bromatum** 6DH** **5 gran.** **3 fois par jour** Voir p. 113
Toux laryngée, infection, refroidissement	**Toux aboyante, impression de respirer comme à travers une éponge**	↓Aux alentours de minuit, en se réveillant, en position allongée ↑Chaleur, nourriture chaude	Mucus pharyngé, raclements constants, voie enrouée, rauque, grattements dans la gorge	Convient en cas de faux croup chez l'enfant (en bas âge)	***Spongia** 6DH** **5 gran. 3 fois par jour** Voir p. 142
Infection, froid, courants d'air	**Voix rauque avec mucus épais jaunâtre provenant du nez et de la gorge, se détachant difficilement**	↓Contact, air froid ↑Applications chaudes	Céphalées frontales et sous-orbitaires, sueur d'odeur aigre	Convient en cas de faux croup chez l'enfant (en bas âge)	***Hepar sulfur**** **6DH 1 comp.** **3 fois par jour** Voir p. 128
Surmenage vocal, après avoir trop parlé, chanté, infection	**Voix éraillée, rauque et enrouée, bitonale**	↓Froid, vent froid, orage ↑Air frais	Nez bouché avec formation de croûtes ou écoulement nasal irritant	Convient pour l'entretien de la voix chez les chanteurs et les personnes qui doivent parler beaucoup	***Arum triphyllum** 6DH** **5 gran.** **3 fois par jour** Voir p. 115

** Posologie d'attaque : 4 ou 5 prises par jour le 1er et le 2e jour*

Maux de gorge, angine

Où ou pourquoi	Quoi	Comment	Ou encore	Par ailleurs	REMÈDE
Infection, réaction allergique	**Douleurs piquantes à la déglutition, palais rouge-rosé, luette enflée**	↓Chaleur, contact ↑Compresses froides, air frais	Agitation, ne tient pas en place, absence de soif, sensation de chaleur cutanée	Convient en cas d'œdème de Quincke avec gonflement des paupières et des joues	***Apis mellifica**** **8 DH 5 gran. 3 fois par jour** Voir p. 114
Surexposition au soleil, exposition à la chaleur, courants d'air, infection, refroidissement	**Gorge rouge, douleurs battantes soudaines, langue framboisée**	↓Contact, bruits, lumière	Souvent fièvre se déclarant subitement, visage congestionné et chaud, sueurs	Convient en cas d'inflammation aiguë de la peau, comparable à un coup de soleil	***Belladonna**** **6DH 5 gran. 3 fois par jour** Voir p. 116
Infection, refroidissement	**Gorge rouge foncé avec douleur irradiant jusqu'aux oreilles**	↓Boissons chaudes ↑Repos, chaleur locale, boissons froides	Mal aux oreilles, yeux rouges, ganglions du cou enflés	Convient en cas de pharyngite et comme traitement adjuvant de l'angine à streptocoque	***Phytolacca** 6DH 5 gran. 3 fois par jour** Voir p. 137
Infection, refroidissement, humidité, froid, après avoir été mouillé, réactions psychiques	**Maux de gorge violents et douleurs cuisantes à la déglutition, douleurs battantes dans les oreilles**	↓Froid, courants d'air, contact ↑Chaleur, en mangeant	Céphalées, toux grasse, sensation de brûlure des muqueuses de la bouche	Convient en cas de nostalgie, « gorge comme nouée »	***Capsicum annuum** 6DH 5 gran. 3 fois par jour** Voir p. 119
Refroidissement, infection	**Maux de gorge et douleurs à la déglutition, mauvaise haleine, amygdales recouvertes d'un enduit blanc**	↓Temps humide, chaleur, contact	Toux sèche devant progressivement grasse avec sécrétions malodorantes	Convient en cas d'angine purulente récidivante chez l'enfant (en bas âge)	***Guaiacum** 6DH 3 fois par jour** Voir p. 127

** Posologie d'attaque : 4 ou 5 prises par jour le 1er et le 2e jour*

Rhume

Où ou pourquoi	Quoi	Comment	Ou encore	Par ailleurs	REMÈDE
Refroidissement, humidité	**Écoulement nasal aqueux et irritant**	↑Air frais, fraîcheur	Impression de narines à vif, voie rauque, toussotements	Convient également en cas de rhume des foins	***Allium cepa**** **6DH 5 gran. 3 fois par jour** Voir p. 113
Refroidissement, réaction allergique	**Écoulement nasal clair et fluide, céphalées frontales**	↓Pièce sèche, air sec ↑Plein air	Sensation de brûlure dans la gorge, bouche sèche, toussotements, baisse de la sensibilité olfactive	En cas de rhume des foins et d'exposition aux particules fines	***Luffa*** **12DH 5 gran. 3 fois par jour** Voir p. 131
Refroidissement, réaction allergique, en particulier rhume des foins	**Crises d'éternuements, démangeaisons, puis, secondairement sécrétions épaisses**	↓Matin, froid	Larmoiements constants, céphalées frontales	En cas de rhume chronique, y compris dû aux acariens et aux poussières	***Sabadilla**** **6DH 5 gran. 3 fois par jour** Voir p. 139
Frilosité, tension, stress	**Écoulement nasal aqueux avec narines bouchées en alternance**	↓Matin ↑Chaleur	Désir d'excitants (alcool, tabac) malgré des troubles gastro-intestinaux récurrents	Vie mouvementée, tension interne, paraît surmené et stressé	***Nux vomica**** **6DH 5 gran. 3 fois par jour** Voir p. 134
Stress, soucis, séjour au bord de la mer	**Rhinorrhée ou rhume de cerveau, perte momentanée du goût et de l'odorat**	↑Position allongée, air frais	Mucus et salive salés, lèvres fissurées, herpès labial	Rumine son passé, migraines, éruptions, ne grossit pas	***Natrum muriaticum*** **12DH 5 gran. 3 fois par jour** Voir p. 133

** Posologie d'attaque : 4 ou 5 prises par jour le 1er et le 2e jour*

Rhume des foins, allergie

Où ou pourquoi	Quoi	Comment	Ou encore	Par ailleurs	REMÈDE
Yeux	**Yeux rouges, brûlants, d'abord secs, puis très larmoyants**	↓Soir, chaleur, lectures prolongées ↑Froid, obscurité	Hypersensibilité à la lumière, blépharite, sécrétions nasales aqueuses et épaisses, éternuements	Convient en cas de conjonctivite récidivante	***Euphrasia**** **6DH 5 gran. 3 fois par jour** Voir p. 124
Yeux et nez	**Écoulement nasal abondant et irritant, narines bouchées en alternance**	↓Après-midi, soir	Sensation de chaleur et de brûlure dans la gorge, yeux irrités	Tendance aux difficultés respiratoires	***Sinapis nigra**** **6DH 5 gran. 3 fois par jour** Voir p. 141
Yeux, nez, gorge	**Fortes démangeaisons du nez, des yeux et de la gorge, besoin constant de se gratter**	↓Chaleur	Démangeaisons dans le conduit auditif et la région auriculaire, anosmie momentanée, rhinorrhée aqueuse	Tendance eczémateuse, irritation cutanée pruriante	***Arundo donax**** **6DH 5 gran. 3 fois par jour** Voir p. 115
Yeux, nez et bronches	**Larmoiement, rhinorrhée avec éternuements fréquents, difficultés respiratoires**	↓Chaleur	Impression que le corps se vide de son eau par les yeux et le nez, tendance à l'asthme, respiration difficile	Prendre *Galphimia* 12DH à raison de 5 gran. 1 fois par jour 6 semaines avant la survenue des troubles aigus	***Galphimia**** **6DH 5 gran. 3 fois par jour** Voir p. 126
Nez, bronches	**Respiration par le nez difficile, muqueuses nasales sèches, sécrétions épaisses**	↓Pièce sèche, air sec ↑Plein air	Brûlure dans la gorge, langue chargée, toussotements et raclements, fatigue, épuisement	Convient en cas d'alternance entre rhume des foins et sinusite	***Luffa**** **6DH 5 gran. 3 fois par jour** Voir p. 131

** Posologie en cas de troubles très aigus : jusqu' à 5 prises par jour*

Sinusite

Où ou pourquoi	Quoi	Comment	Ou encore	Par ailleurs	REMÈDE
Infection, refroidissement	**Céphalées frontales, pression à l'ensellure nasale, sécrétions épaisses, y compris dans la gorge**	↓Nuit ↑En buvant	Douleurs oculaires aiguës, bouche sèche	Tendance aux rhumes persistants et récidivants	***Cinnabaris**** **6DH 1 compr. 3 fois par jour** Voir p. 121
Refroidissement, infection	**Sécrétions épaisses et blanc jaunâtre dans le nez, les bronches et au coin de l'œil**	↑Air frais, chaleur	Douleurs battantes des pommettes, sécrétions jaunes épaisses	Gastro-entérite et sinusite	***Kalium bichromicum**** **6DH 1 compr. 3 fois par jour** Voir p. 129
Infection, froid, courants d'air	**Sécrétions jaunâtres, épaisses et collantes, céphalées lancinantes**	↓Contact, air froid ↑Chaleur, temps chaud	Douleurs au toucher, mucus et sueur d'odeur aigre	Inflammations cutanées et sinusales purulentes, tendance à la bronchite	***Hepar sulfur**** **6DH 1 compr. 3 fois par jour** Voir p. 128
Convalescence des infections, muqueuses irritées	**Respiration par le nez difficile, croûtes, muqueuses nasales sèches, sécrétions épaisses**	↓Pièce sèche ↑Plein air	Sensation de brûlure dans la gorge, bouche sèche, langue chargée, toussotements et raclements	Fatigue, selles irrégulières avec constipation, diarrhées, météorisme	***Luffa*** **6DH 5 gran. 3 fois par jour** Voir p. 131
Inflammation persistante des muqueuses nasales	**Présence permanente de mucus liquide ou épais dans le nez et la gorge, croûtes nasales**	↓Automne, hiver, brouillard	Polypes dans le nez, besoin irrépressible de se racler la gorge, toux par chatouillis, voix rauque	Sinusites fréquentes avec céphalées frontales	***Marum verum*** **6DH 5 gran. 3 fois par jour** Voir p. 132 Indisponible en France

* *Posologie d'attaque : 4 ou 5 prises par jour le 1er et le 2e jour*

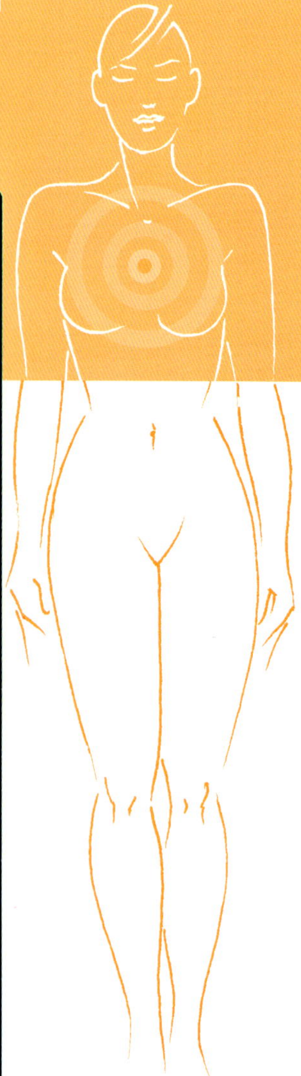

Thorax

Vous trouverez dans ce chapitre différents troubles de l'appareil respiratoire, principalement des maladies par refroidissement et des affections fébriles avec toux. Mais, à la région thoracique, correspondent aussi nombre d'affections cardiovasculaires et leurs conséquences, telles qu'hypertension artérielle, insuffisance veineuse ou troubles circulatoires artériels.

Bronches

La **toux** est un symptôme que l'on rencontre fréquemment dans le cadre des infections aiguës. Si les quintes s'accompagnent d'expectorations abondantes, vous devrez vous reporter à la rubrique « **toux grasse** » ; en cas d'expectorations nulles ou insignifiantes, il faudra en revanche regarder à la rubrique « **toux sèche** ». Si le mucus expectoré présente des traces de sang ou si, malgré le traitement, vous ne constatez aucune amélioration des symptômes, il faudra consulter un médecin.

Système immunitaire

À la page 49 vous trouverez le remède qu'il vous faut pour traiter les **infections récurrentes**, notamment la bronchite, l'angine, l'otite moyenne, le rhume et la sinusite. Il est ici particulièrement important de se conformer aux recommandations faites dans l'introduction de cet ouvrage concernant la durée du traitement (voir p. 11-12).

Toutefois, si votre état général se trouve durablement affecté ou si votre température devient élevée, mieux vaut renoncer provisoirement à l'automédication. Si votre médecin vous prescrit un traitement antibiotique, prenez Okoubaka 3DH (cf. Ventre) en complément pour une meilleure tolérance. Ce remède convient également très bien pour les enfants.

Système cardiovasculaire

Les problèmes touchant le plus fréquemment le système cardiovasculaire sont l'**hypertension artérielle**, les **troubles circulatoires**, les **troubles circulatoires artériels**, les **troubles cardiaques** et les **troubles veineux**. Attention : si vous souffrez pour la première fois de troubles cardiovasculaires ou si vous êtes victime d'un problème aigu, il faut impérativement consulter un médecin dans les plus brefs délais. Si, en revanche, les troubles sont habituels, rien ne vous empêche de prendre un remède homéopathique en complément de votre traitement conventionnel. Si les troubles, dûment diagnostiqués par un médecin, existent depuis longtemps (par ex. hypertension ou insuffisance veineuse), conformez-vous aux recommandations concernant la durée du traitement (p. 11-12). En raison de son effet régulateur, l'homéopathie peut rendre de grands services aussi bien en cas d'hypertension que d'hypotension.

L'homéopathie peut également s'avérer très utile à titre complémentaire en cas de **troubles circulatoires artériels** dûment diagnostiqués. En prenant le bon remède, vous soulagerez de manière significative les symptômes subjectifs liés à ces troubles.

Si vous souffrez de problèmes veineux, la prise d'un traitement homéopathique sur le long terme vous permettra de juguler l'**insuffisance veineuse** et de réduire ainsi le **risque thrombotique**. Si vous prévoyez de faire un voyage en avion ou si vous devez prendre la voiture pour un trajet de plusieurs heures, commencez votre remède plusieurs jours avant le départ. Si vous ressentez des douleurs aiguës dans les jambes ou si vous constatez une dilatation anormale, consultez immédiatement un médecin.

Si vous souffrez d'une **phlébite aiguë**, vous pouvez sans problème prendre votre remède homéopathique en complément du traitement que vous aura prescrit le médecin.

Au sommaire de ce chapitre

Toux sèche

Où ou pourquoi	Quoi	Comment	Ou encore	Par ailleurs	REMÈDE
Toux, y compris avec fièvre, « toux grippale », contrariété, stress, changement de temps	**Douleurs piquantes occasionnées par la toux, toute la cage thoracique est douloureuse**	↓Mouvement, contact, brusque changement de temps ↑Sueurs, applications froides	Céphalées lancinantes, chaleur fébrile, grande soif de boissons froides	Irrité, colérique, mal de dos persistant occasionné par l'énervement	***Bryonia**** **6DH 5 gran. 3 fois par jour** Voir p. 117
Toux laryngée, infection, refroidissement	**Toux laryngée aboyante, mucus pharyngé, se racle sans arrêt la gorge, voix enrouée**	↓Aux alentours de minuit, au moment du réveil, en position allongée ↑Chaleur, en mangeant chaud	Impression de respirer à travers une éponge, grattements dans la gorge, hypersensible au toucher	Convient Également en cas d'hyperthyroïdie et de goitre	***Spongia**** **6DH 5 gran. 3 fois par jour** Voir p. 142
Toux rétro sternale avec signes de maladie par refroidissement	**Toux persistante par chatouillis, peu d'expectoration**	↓Air froid, inspiration profonde ↑Chaleur	Un courant d'air, le froid ou le fait de respirer par la bouche déclenche une quinte de toux	Grande frilosité	***Rumex**** **6DH 5 gran. 3 fois par jour** Voir p. 139
Toux sans fièvre ou avec très peu de fièvre	**Quintes de toux sèche la nuit, peu de mucosités**	↓Position allongée ↑Position assise	Toux sèche spasmodique, chatouillis constant dans la gorge	Fuites urinaires et incontinence fécale possibles	***Hyoscyamus*** **6DH 5 gran. le matin et à chaque fois que nécessaire** Voir p. 128
Toux avec mucus nasal et pharyngé	**Quintes de toux persistantes, surtout dans la journée, impossible à interrompre**	↓Air froid, en passant du chaud au froid ↑Chaleur	Céphalées frontales, sécrétions nasales, hallucinations olfactives, a tendance aux saignements de nez	Convient en cas de catarrhe pharyngé	***Corallium rubrum**** **8DH 1 compr. 3 fois par jour** voir 122

** Posologie d' attaque : 1 prise toutes les heures le 1er jour, toutes les 2 heures le 2e jour et toutes les 3 heures le 3e jour*

Toux grasse

Où ou pourquoi	Quoi	Comment	Ou encore	Par ailleurs	REMÈDE
Refroidissement, encombrement bronchique	**Beaucoup de mucus épais et blanchâtre, toux accompagnée à chaque fois d'un râle muqueux**	↓Froid, hiver ↑En s'asseyant	Faiblesse occasionnée par l'effort, sentiment d'épuisement général	Convient pour fluidifier les sécrétions en cas de toux persistante	***Antimonium sulfuratum aureum* * 6DH 1 comp. 3 fois par jour** Voir p. 114
Infection, froid, courants d'air, encombrement des sinus et des bronches	**Mucus épais, jaune, se détachant difficilement, nez bouché, céphalées lancinantes**	↓Contact, air froid ↑Chaleur, temps chaud	Contact cutané douloureux, mucus et sueur d'odeur aigre, de fromage	Sinusite récidivante, bronchite avec encombrement	***Hepar sulfur* * 6DH 1 comp. 3 fois par jour** Voir p. 128
Infection, refroidissement, descendant du nez vers les bronches	**Mucus nasal d'abord aqueux, puis épais et jaunâtre, toux aboyante, expectoration**	↓Nuit, froid ↑Position assise	Gorge sèche, maux de gorge et douleurs fluctuantes à la déglutition	Convient pour le traitement des refroidissements d'évolution normale, se terminant par une bronchite	***Sticta** 6DH 5 gran. 3 fois par jour** Voir p. 142
Infection, refroidissement, coqueluche	**Quintes de toux spasmodiques à intervalles rapprochés, souvent avec vomissement de mucus**	↓Nuit, chaleur du lit, en buvant, en parlant, position allongée ↑En s'asseyant	Toux persistante provocant des saignements de nez, voix enrouée, gorge sèche	Convient aussi pour le traitement de la coqueluche chez l'enfant	***Drosera** 6DH 5 gran. 3 fois par jour** Voir p. 123
Infection, refroidissement, coqueluche	**Toux spasmodique, mucus épais, impression d'avoir un cheveu dans la gorge**	↓Matin, au réveil, chaleur ↑Air frais, repos	S'étrangle en essayant d'expectorer, le brossage des dents provoque un réflexe de toux pharyngée	Convient aussi pour le traitement de la coqueluche chez l'enfant	***Coccus cacti** 8DH 5 gran. 3 fois par jour** Voir p. 121

** Posologie d'attaque : 4 ou 5 prises par jour le 1er et le 2e jour*

Refroidissements, affections fébriles

→ Susceptibilité aux infections, *voir p. 49*

Où ou pourquoi	Quoi	Comment	Ou encore	Par ailleurs	REMÈDE
Froid, courants d'air, émotions (choc, peur)	**Fièvre augmentant rapidement, pâleur, peau sèche, anxiété**	↓Contact, froid ↑Sueurs	Maladie se déclarant soudainement, agitation intérieure, soif intense	Convient en cas d'infection au stade initial, y compris chez l'enfant (même en bas âge)	***Aconitum** 6DH 5 gran. toutes les heures** Voir p. 112
Chaleur excessive, exposition prolongée au soleil, (courants d'air froid et humide)	**Fièvre se déclarant subitement, visage congestionné et chaud**	↓Contact, bruit, lumière	Sensation de brûlure cutanée, céphalées pulsatiles, délire	Suit souvent aconitum, convient en cas de fièvre et d'inflammation (en particulier chez l'enfant)	***Belladonna** 6DH 5 gran. toutes les heures** Voir p. 116
Changement de temps, froid sec, émotions (énervement, contrariété)	**Céphalées et douleurs thoraciques lancinantes, écoulement nasal aqueux, éternuements, fièvre**	↓Moindre mouvement, contact ↑Sueurs, boissons froides	Se tient la cage thoracique sous l'effet de la douleur («toux grippale), lèvres sèches et fissurées	Irrité, bourru, veut qu'on le laisse en paix	***Bryonia** 6DH 5 gran. toutes les heures** Voir p. 117
Temps froid et humide, vent	**Douleurs violentes dans les membres et les os, frissons, fièvre**	↓Mouvement, froid ↑Boissons froides	Nausées, vomissements bilieux, toux douloureuse, douleurs oculaires	Convient en cas de grippe («aspirine homéopathique»)	***Eupatorium perfoliatum** 6DH 5 gran. toutes les heures** Voir p. 124
Temps chaud et humide, grippe d'été, infections virales, peur, stress	**Augmentation progressive de la fièvre, comme abruti et paralysé, visage cramoisi**	↓Soir, dans une pièce chaude, chaleur	Faiblesse avec tremblements, sans énergie, apathique, ne veut rien boire	Convient pour la convalescence des infections virales avec retard de guérison	***Gelsemium** 6DH 5 gran. toutes les heures** Voir p. 126

** Posologie d'attaque : 1 prise toutes les 30 minutes le 1er jour, toutes les 2 heures le 2e jour et toutes les 3 heures le 3e jour*

Sensibilité aux infections

→ Maladies par refroidissement, affections fébriles, *voir p. 48*

Où ou pourquoi	Quoi	Comment	Ou encore	Par ailleurs	REMÈDE
Amygdales, oreilles, bronches	**Écoulement nasal épais et persistant, toux grasse**	↓Effort, froid, après avoir été mouillé ↑Temps sec, chaleur	Ganglions du cou gonflés et douloureux, sueurs acides de la tête et du cou	Envie d'œufs et de sucreries, a tendance au surpoids, lassitude	***Calcarea carbonica*** **12DH 5 gran. 2 fois par jour** Voir p. 118
Nez, oreilles	**Otite moyenne, commençant souvent par un écoulement nasal aqueux, face rouge/pâle**	↓Nuit, mouvement ↑Applications froides	Ganglions gonflés, pouls rapide, aspect comme en cas d'anémie	Épuisement nerveux, semble peu affecté par l'infection aiguë	***Ferrum phosphoricum*** **12DH 5 gran. 2 fois par jour** Voir p. 125
Nez, oreilles, bronches	**Mucus jaunâtre ou blanchâtre dans les nez, les oreilles, pertes vaginales jaunâtres**	↓Nuit, pièce chaude, nourriture grasse, règles	Alternance marquée des troubles, aussi bien au plan physique qu'au plan psychique	Capricieux, pleurnichard, ne veut pas qu'on le laisse seul	***Pulsatilla*** **12DH 5 gran. 2 fois par jour** Voir p. 138
Nez, sinus, oreilles	**Mucus nasal et pharyngé fluide, malodorant, perforation du tympan**	↓Froid, période hivernale, règles	Pieds glacés et moites, mycoses, peau crevassée, ongles abîmés	A constamment froid, a besoin de se couvrir la tête, souvent indécis	***Silicea*** **12DH 5 gran. 2 fois par jour** Voir p. 141
Nez, sinus, bronches	**Sécrétions jaune verdâtre provenant du nez et des bronches, polypes dans le nez**	↓Orage, tempête, après avoir été mouillé, brouillard	Mains et pieds froids, peau moite, grasse et verrues, polypes intestinaux	Toujours pressé, court dans tous les sens, hyperactivité cérébrale, peur de l'avenir, peur de l'échec	***Thuya*** **12DH 5 gran. 2 fois par jour** Voir p. 144

Hypertension artérielle

Où ou pourquoi	Quoi	Comment	Ou encore	Par ailleurs	REMÈDE
Émotions, tels que soucis ou peur	**Visage cramoisi, vertiges, céphalées battantes, oppression thoracique**	↓Nuit, tôt le matin, froid	Plaintes de perte de mémoire, sentiment d'oppression, angoisse, vertiges	Sujet de petite taille, alternance entre état dépressif et comportement agressif	***Arum metallicum*** **12DH 5 gran. 2 fois par jour** Voir p. 116
Surmenage physique, hypertension artérielle familiale	**Visage congestionné, céphalées récurrentes, bourdonnements d'oreille, saignements de nez**	↓Contact, mouvement ↑Repos	Sensation de chaleur avec afflux de sang au visage, mains froides, sensation d'abrutissement	Sujet agité, musculeux, tendance aux varices et aux douleurs musculaires	***Arnica montana*** **6DH 5 gran. 3 fois par jour** Voir p. 115
Tendance à l'artériosclérose	**Céphalées lancinantes, violentes, vertiges, a souvent du mal à s'orienter**	↓Froid, tempête, couché sur le côté gauche	Douleurs thoraciques survenant par accès, battements de cœur irréguliers	Insomnie, douleurs articulaires et musculaires, syndrome des jambes sans repos	***Viscum album*** **6DH 5 gran. 3 fois par jour** Voir p. 145
Tendance à l'artériosclérose	**Face et mains pâles, peau sèche et ridée, vertiges, céphalées**	↓Activité physique et intellectuelle, temps froid	Douleurs spasmodiques dans les mains et dans les jambes, tendance à la constipation	Sujet plutôt mince, frileux, se sent abattu	***Plumbum metallicum*** **12DH 5 gran. 2 fois par jour** Voir p. 137
Tendance à l'artériosclérose	**Face pâle, vertiges, bourdonnements d'oreilles, mouvements ralentis**	↓Froid, air froid ↑Marcher en plein air	Baisse croissante de la vue du fait de la cataracte, perte de mémoire, troubles de la vieillesse	Sujet plutôt enrobé, ayant tendance au surpoids, se sent découragé, semble indécis	***Baryta carbonica*** **12 DH 5 gran. 2 fois par jour** Voir p. 116

Hypotension artérielle, troubles circulatoires

→ Troubles cardiaques, *voir p. 52*

Où ou pourquoi	Quoi	Comment	Ou encore	Par ailleurs	REMÈDE
Émotions, infections	**Trouble circulatoire aigu, sueurs froides, tendance aux syncopes**	↓Effort, énervement ↑Boissons froides	Le corps semble froid, vomissements, diarrhées aqueuses, spasmes abdominaux	Convient en cas d'affections diarrhéiques et de règles douloureuses	***Veratrum album** 6DH** **5 gran. 3 fois par jour** Voir p. 144
Énervement, surmenage, infections	**Pression sanguine très instable, passant d'un extrême à l'autre**	↓Mouvement, pièce chaude ↑Air frais, repos	Troubles récurrents du rythme cardiaque, douleurs thoraciques tiraillantes	Troubles cardiaques et respiratoires fonctionnels, en cas d'effort physique	***Crataegus* 6DH** **5 gran. 3 fois par jour** Voir p. 122
Prédisposition à l'insuffisance circulatoire	**Voile noir devant les yeux, ne peut pas rester longtemps debout, humeur maussade**	↓Matinée ↑Repos	Céphalées avec éblouissements, tendance au collapsus circulatoire	Se sent tout le temps fatigué, a l'impression de ne pas avoir suffisamment dormi	***Haplopappus* 3DH 5 gran.** **3 fois par jour** Voir p. 127 Indisponible en France
Surmenage, maladie récente	**Tout semble insurmontable, voile noir devant les yeux, vertiges, pression céphalique**	↓Lumière, bruit, froid ↑Chaleur	N'arrive pas à se concentrer, comme abruti	Se sent comme lessivé, grand besoin de repos et de sommeil	***Phosphoricum acidum* 12DH** **5 gran. 2 fois par jour** Voir p. 136
Surmenage, croissance	**Céphalées, sensation de vertige, nerfs à vif**	↓Nuit, chaleur ↑Repos	Couleur du visage changeante, allant du rouge au livide, lassitude, vite épuisé	Règles affaiblissantes, a tendance aux carences en fer, frilosité, manque d'appétit	***Ferrum metallicum* 12DH 5 gran.** **2 fois par jour** Voir p. 125

** Conseil d'utilisation : 3 gtt sur la langue toutes 2 ou 3 minutes*

Troubles cardiaques

→ Hypotension artérielle, troubles circulatoires, *voir p. 51*

Où ou pourquoi	Quoi	Comment	Ou encore	Par ailleurs	REMÈDE
Angoisse, agitation, peur	**Points douloureux de la région cardiaque avec angoisse intense, pouls dur**	↓Soir, nuit, contact, froid ↑Sueurs	Tendance aux syncopes, grande agitation intérieure, pense qu'il va mourir, attaques de panique	Les troubles surviennent subitement et atteignent rapidement leur paroxysme	***Aconitum* 12DH 5 gran. 2 fois par jour** Voir p. 112
Énervement, émotivité, trac	**Tachycardie, tremblements intérieurs et agitation, sensation de chaleur dans le dos**	↓Soir, nuit, émotions ↑Courts repos	Tendance aux saignements de nez spontanés, éprouve le besoin de grignoter	Sujet plutôt mince et nerveux, a besoin de repos réguliers	***Phosphorus* 12DH 5 gran. 2 fois par jour** Voir p. 136
Infections, troubles gastro-intestinaux	**Douleurs cardiaques récurrentes, comme des points douloureux, pressives et piquantes**	↓Couché sur le côté gauche, nuit, chaleur ↑Repos	Palpitations au moindre effort, sensation de manquer d'air	Souvent sommeil agité, cauchemar, nervosité	***Iberis amara* 6DH 5 gran. 3 fois par jour** Voir p. 128
Dysfonction thyroïdienne, troubles gastro-intestinaux	**Tachycardie par accès, palpitations violentes, sensation d'oppression dans la poitrine et le cou**	↑Repos	Ballonnements, météorisme, tendance à la diarrhée, crampes abdominales	Association de troubles cardiaques et troubles intestinaux	***Leonorus cardiaca* 6DH 5 gran. 3 fois par jour** Voir p. 131
État post-infarctus, artériosclérose	**Oppression thoracique récurrente avec douleurs tiraillantes et spasmodiques**	↓Changements brusques de temps	Sensibilité marquée aux changements de temps affectant l'état général	Convient à titre complémentaire dans le cadre d'un traitement conventionnel	***Myrtillocactus* 3DH 5 gran. 3 fois par jour** Voir p. 133 Indisponible en France

Troubles circulatoires artériels

Où ou pourquoi	Quoi	Comment	Ou encore	Par ailleurs	REMÈDE
Surmenage physique, hypertension artérielle, suites d'AVC	**Visage congestionné, céphalées fréquentes, mains froides, grande lassitude**	↓Contact, mouvement ↑Repos	Sensation de chaleur avec afflux de sang au visage, acouphènes, saignements de nez, comme abruti	Sujet agité, musculeux, tendance aux varices et aux douleurs musculaires	***Arnica montana* 6DH 5 gran. 3 fois par jour** Voir p. 115
Doigts, orteils, jambes ; émotions, surmenage	**Douleurs, sensation de froid, fourmillements, faiblesse paralysante, crampes musculaires**	↓Le moindre effort et le moindre mouvement ↑Air frais	Troubles visuels, bourdonnements d'oreilles, vertiges, tachycardie avec agitation anxieuse	Tendance à l'insuffisance circulatoire aiguë avec fortes nausées, angine de poitrine	***Tabacum* 6DH 5 gran. 3 fois par jour** Voir p. 143
Membres inférieurs, surtout mollets et orteils ; suite de tabagisme	**Douleurs perçantes dans les jambes, même après une brève promenade**	↓Froid	Oppression thoracique et constriction cardiaque récurrentes, lourdeurs d'estomac avec renvois	Convient en cas de syndrome des jambes sans repos avec fourmillements	***Espeletia* 3DH 5 gran. 3 fois par jour** Voir p. 124 Indisponible en France
Doigts et orteils ; maladies récentes, lésions dues au froid (gelures)	**Sensation de froid au niveau des doigts et des orteils, comme gelés, peau violacée**	↑Chaleur	Faiblesse physique après une maladie, amaigrissement malgré un appétit normal	Convient en cas d'engelures et de gelures	***Abrotanum* 3DH 5 gran. 3 fois par jour (aussi en pommade)** Voir p. 112
Doigts, orteils, mollets ; erreurs alimentaires (nourriture, alcool, tabac)	**Douleurs fortes avec coloration blanc bleuâtre de la peau, fourmillements, sensation de brûlure**	↓Mouvement, contact, chaleur	Céphalées avec vertiges, crampes musculaires, aussi dans les doigts et les orteils, sensation d'engourdissement	Convient en cas de lésions cutanées dues à des troubles de l'irrigation sanguine	***Secale cornutum* 6DH 5 gran. 3 fois par jour** Voir p. 140

Insuffisance veineuse (varicosités), varices, risque thrombotique

→ **Phlébite,** *voir p. 55*

Où ou pourquoi	Quoi	Comment	Ou encore	Par ailleurs	REMÈDE
Faiblesse du tissu conjonctif	**Jambes gonflées avec sensation de pesanteur et de tension, varices**	↓Assis, debout ↑Mouvement	Tendance à la rétention d'eau au niveau des articulations des doigts, et aux œdèmes lymphatiques	Traitement des troubles veineux, convient aussi en cas de lymphœdème (par ex. après une opération)	***Sabdariffa*** **6DH** **5 gran. 3 fois par jour (aussi en pommade)** Voir p. 140 Indisponible en France
Insuffisance veineuse, hémorroïdes, grossesse, manque d'exercice	**Tension et pesanteur dans les jambes (lié au fait d'être resté longtemps debout ou assis)**	↓Matin, manque d'exercice, chaleur ↑Froid, air frais	Dorsalgies et lombalgies, constipation avec hémorroïdes	Convient en cas de varices naissantes (varicosités)	***Aesculus*** **6DH** **5 gran. 3 fois par jour** Voir p. 112
Insuffisance veineuse, troubles hormonaux, grossesse	**Stase veineuse, jambes gonflées, varices avec tendance aux phlébites**	↓Nuit, dans une pièce chaude, nourriture grasse, règles ↑Air frais	Alternance marquée des troubles, aussi bien au plan physique qu'au plan psychique	Humeur pleurnicharde, capricieuse, ne supporte pas de rester seul, a constamment froid	***Pulsatilla*** **12DH** **5 gran. 2 fois par jour** Voir p. 138
Insuffisance veineuse avec tendance aux phlébites, ménopause	**Varices bleu foncé ou violacées, phlébites**	↓Matin, au réveil, chaleur ↑Applications froides	Souvent, troubles du côté gauche, ne supporte pas les vêtements serrés, sueurs	Réagit souvent de manière émotionnelle (jalousie, méfiance), est très communicant, aime parler	***Lachesis*** **12DH** **5 gran. 2 fois par jour** Voir p. 130
Insuffisance veineuse, relâchement du tissu conjonctif avec varices, troubles hépatiques, ménopause	**Stase veineuse, pieds froids et moites, tendance à l'ulcère variqueux**	↓Froid, après avoir été mouillé, changements de temps ↑Mouvement, activité physique	Troubles urogénitaux avec sensation de prolapsus, cystite	Se sent épuisé, indifférent vis-à-vis de la famille, distant par rapport à son partenaire	***Sepia*** **12DH** **5 gran. 2 fois par jour** Voir p. 141

Phlébite

Où ou pourquoi	Quoi	Comment	Ou encore	Par ailleurs	REMÈDE
Blessure, telle que coup, traumatisme, choc ou chute	**Grande lassitude, cordon veineux dilaté, violacé et douloureux**	↓Contact, mouvement ↑Repos	Varices importantes avec tendance aux ulcères variqueux	Sujet agité, musculeux, hypertension artérielle, troubles de l'irrigation sanguine	***Arnica montana*** **6DH 5 gran. 3 fois par jour** Voir p. 115
Effort physique, grossesse	**Sensation de plaie vive, grande lassitude, réseau veineux apparent bleu foncé**	↓Contact, pression, secousses	Stase veineuse avec rétention d'eau au niveau des articulations des doigts, phlébites	Tendance à l'insuffisance veineuse et aux hémorroïdes avec saignements rouge foncé, risque thrombotique	***Hamamelis*** **6DH 5 gran. 3 fois par jour** Voir p. 127
Inflammation	**Veines comme prêtes à éclater, couleur foncée, sensation de malaise**	↓Contact, pression, en laissant pendre les jambes	Troubles circulatoires avec agitation anxieuse, peau froide avec sueurs	Convient à titre auxiliaire dans le cadre d'un traitement conventionnel	***Vipera berus*** **12DH 5 gran. 2 fois par jour** Voir p. 145 MÉDECIN !
Intervention chirurgicale et blessures anciennes avec cicatrice, après stripping	**Sensation de pesanteur et de chaleur dans les jambes avec gonflement, inflammations**	↓Temps chaud et humide, froid, changements de temps ↑Chaleur	Émail friable, gingivite, problèmes unguéaux, alopécie	Renforcement du tissu conjonctif, guérison des tissus cicatriciels, ossification	***Calcarea fluorica*** **12DH 5 gran. 2 fois par jour** Voir p. 118
Intervention chirurgicale, cicatrisation de phlébite, cicatrices, éveinage	**Sensible au toucher, inflammations à cicatrisation difficile, douleurs cicatricielles**	↓Froid, en hiver, règles	Pieds moites et glacés, mycoses, peau crevassée, ongles abîmés	Souvent indécis, manque d'entrain, tendance aux refroidissements et aux inflammations	***Silicea*** **12DH 5 gran. 2 fois par jour** Voir p. 141

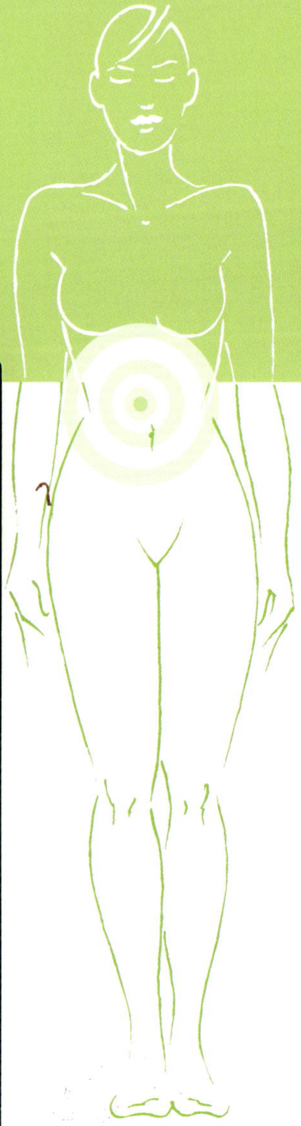

Ventre

Les douleurs abdominales, comme les refroidissements, sont les pathologies les plus fréquentes. Elles peuvent être d'origine virale ou bactérienne, mais aussi dues au stress ou d'origine émotionnelle. Pour faciliter la recherche, les troubles ont été classés selon des rubriques telles qu'estomac, intestins, foie, vésicule biliaire ou troubles du métabolisme.

Estomac et intestins

Ce sont les troubles des selles, tels que **diarrhée** ou **constipation**, qui viennent tout de suite à l'esprit lorsqu'on évoque la cavité abdominale sous l'angle pathologique, mais il existe aussi d'autres affections très fréquentes, comme le **syndrome du côlon irritable**, les **troubles gastriques**, tels que **nausées**, **vomissements**, **renvois acides** ou **aigreurs d'estomac**, la **gastro-entérite** ou les **hémorroïdes**.

Si vous souffrez de troubles, tels que **ballonnements**, **sensation de pesanteur abdominale** ou **problèmes gastriques**, qui ne sont pas nouveaux pour vous et ont déjà été dûment diagnostiqués par un médecin, vous pouvez, à chaque fois qu'ils surviennent, recourir sans hésiter à votre remède homéopathique habituel, soigneusement choisi selon vos symptômes. L'expérience a toutefois montré qu'un certain temps est nécessaire pour que le traitement agisse. Cela vaut aussi pour les problèmes de **constipation** persistante (attention : pensez à boire suffisamment et à faire de l'exercice !).

En cas de gastrites aiguës avec nausées et vomissements, le remède individuel doit être administré dès l'apparition des premiers signes/symptômes. De même en ce qui concerne la gastro-entérite avec vomissements et diarrhées.

En cas de selles ou vomissements sanglants, il faut consulter un médecin dans les plus brefs délais. Une fois les causes déterminées, l'homéopathie pourra vous être, là aussi, d'une grande utilité. Cela vaut également pour les hémorroïdes et les **fissures anales**, que souvent l'application d'une simple pommade ne suffit pas à guérir durablement.

Vésicule biliaire et foie

Les troubles affectant la vésicule et les voies biliaires peuvent avoir différentes causes, mais il s'agit le plus souvent de l'obstruction des canaux

par la présence de boues ou de calculs. Ce problème mécanique peut entraîner une inflammation aiguë nécessitant un traitement médical. Dans ce cas, l'homéopathie peut servir à titre adjuvant, une fois le traitement conventionnel terminé, afin d'éviter une nouvelle inflammation. Mais l'homéopathie peut aussi efficacement traiter les « troubles digestifs » secondaires à une ablation de la vésicule.
Le foie, l'un de nos principaux émonctoires, peut être stimulé dans son fonctionnement, voire régénéré par un traitement homéopathique. Les **troubles hépatiques** s'accompagnent souvent d'une grande lassitude. L'homéopathie contribue dans ce cas à une amélioration significative de l'état général.

Métabolisme

Les principaux troubles métaboliques sont l'**hyperuricémie**, l'**hyperlipidémie** et l'**hyperglycémie**, autrement dit la présence en quantité excessive d'acide urique, de graisse ou de sucre dans le sang.
Les troubles métaboliques ont pris beaucoup d'ampleur ces dernières années, probablement en raison de notre mode de vie et de nos habitudes alimentaires. Vous trouverez ici quelques remèdes homéopathiques très utiles, mais leur emploi ne doit pas vous dispenser d'un suivi médical. Dans la plupart des cas un traitement conventionnel est en effet nécessaire. L'homéopathie peut toutefois jouer un rôle important à titre complémentaire. Il faudra en outre probablement envisager de modifier vos habitudes alimentaires. Pour cela, demandez conseil à votre homéopathe ou à votre pharmacien.

Au sommaire de ce chapitre

Manque d'appétit

Où ou pourquoi	Quoi	Comment	Ou encore	Par ailleurs	REMÈDE
Après une maladie grave, après une grosse dépense énergétique	**Soif intense et absence d'appétit, manque d'entrain, apathique**	↓Soir	Fringales sucrées le matin, survenant par accès, météorisme	Tendance à la maigreur, convient en cas de troubles alimentaires	***Alfalfa* 3DH 5 gran. 3 fois par jour** Voir p. 113
Après une opération ou un accouchement avec perte de sang, après une gastro-entérite aiguë	**État de faiblesse persistant, sueurs à l'effort, vertiges**	↓Nuit, froid et après avoir été mouillé ↑Chaleur	Repos, sommeil, le fait de manger n'apporte aucune amélioration, ballonnements	État de faiblesse avec manque de résistance physique et psychique	***China rubra* 6DH 5 gran. 3 fois par jour** Voir p. 120
Surmenage, croissance	**Pas d'appétit, céphalées, sensation de vertige, diarrhée, manque de résistance**	↓Nuit, chaleur ↑Repos	Couleur du visage changeante, passe de la rougeur à la pâleur, lassitude, vite épuisé	Tendance aux carences en fer, règles abondantes, nerfs à vif	***Ferrum metallicum* 12DH 5 gran. 3 fois par jour** Voir p. 125
Surmenage, convalescence, émotions, chagrin, soucis	**Faiblesse, manque d'appétit, renvois acides, tendance aux diarrhées, météorisme**	↓Lumière, bruit, froid ↑Chaleur	Difficultés de concentration, abruti, vertiges, voile noir devant les yeux	Se sent comme lessivé, manque d'entrain, grand besoin repos et de sommeil	***Phosphoricum acidum* 12DH 5 gran. 2 fois par jour** Voir p. 136
Émotions fortes	**Ne peut rien avaler, impression de boule dans la gorge, gorge comme nouée**	↓Contact, excitants (alcool, tabac), émotions	Troubles gastriques avec crampes abdominales, céphalalgie donnant l'impression d'un clou qu'on enfonce	Sautes d'humeur, soupirs fréquents, ému aux larmes	***Ignatia* 12DH 5 gran. 2 fois par jour** Voir p. 128

Ballonnements, sensation de plénitude abdominale, troubles digestifs, syndrome du côlon irritable

Où ou pourquoi	Quoi	Comment	Ou encore	Par ailleurs	REMÈDE
Intolérance alimentaire, après une antibiothérapie, intoxication alimentaire, en voyage	**Diarrhées et constipation, ballonnements persistant, renvois avec nausées**	↓Tabac ↑Jeûne	Inappétence persistante, fatigue, lassitude générale	Convient pour régénérer la flore intestinale, désintoxiquer l'organisme et éliminer les métaux lourds	***Okoubaka* 3DH 5 gran. 3 fois par jour** Voir p. 135
Traitement allopathique, alimentation malsaine et mauvaise hygiène de vie et alimentaire	**Nausées, gaz, constipation, réplétion, céphalées de tension**	↓Froid, matin ↑Chaleur	Désir d'excitants (tabac, d'alcool) malgré gastralgie ou ulcère, irritation voire ulcération de la muqueuse gastrique	Vie mouvementée, tension intérieure, semble surmené et stressé	***Nux vomica* 12DH 5 gran. 2 fois par jour** Voir p. 134
Émotions, trac	**Ballonnements, aggravé par les aliments sucrés, le pain blanc et le fait de manger vite**	↓Nuit, matin, chaleur, dans une pièce fermée	Pressentiments provoquant des diarrhées de trac et un besoin fréquent d'uriner	Anxiété, comportement frénétique, phobie des hauteurs, des ponts	***Argentum nitricum* 12DH 5 gran. 2 fois par jour** Voir p. 114
Mauvaise digestion	**Gaz très nauséabonds avec éructations, Ballonnements**	↓Assis, debout ↑Mouvement	Selles liquides avec mucus, y compris suite à une infection intestinale	Convient en cas de processus inflammatoires et purulents dus à une perturbation de flore intestinale	***Asa foetida* 6DH 5 gran. 3 fois par jour** Voir p. 115
Mauvaise digestion, dysfonction hépatique	**Vite rassasié malgré une faim intense, ballonnement fort**	↓Fin d'après-midi, chaleur, temps lourd ↑Air frais, fraîcheur	Ballonnement intense, ne supporte par les vêtements serrés, préfère les plats chauds et sucrés	Trous de mémoire, souvent impulsif à l'encontre des subalternes, ne supporte d'être contredit	***Lycopodium* 12DH 5 gran. 2 fois par jour** Voir p. 131

Troubles gastriques, aigreurs d'estomac, gastrite

Où ou pourquoi	Quoi	Comment	Ou encore	Par ailleurs	REMÈDE
Émotions (énervement, colère, irritation), surmenage	**Douleurs gastriques spasmodiques, sensation d'estomac vide, fringales**	↓Après-midi, soir ↑Après les repas	Ulcères gastriques, constipation avec sensation de bouchon, éruption vésiculeuse	S'emporte facilement, réactions disproportionnées, facilement désagréable	***Anacardium orientale*** **12DH 5 gran. 2 fois par jour** Voir p. 114
Émotions (énervement, irritation), excitants (cafés, nicotine)	**Douleurs gastriques spasmodiques survenant par accès, vécues comme insupportables**	↓Agitation, stress, nuit ↑Chaleur locale	Renvois, vomissements acides, diarrhées muqueuses verdâtres sentant l'œuf pourri	Irrité, agacé, se sent stressé	***Chamomilla*** **12DH 5 gran. 2 fois par jour** Voir p. 120
Émotions (énervement, indignation, sentiment d'humiliation)	**Coliques gastriques et abdominales, éprouve le besoin de se plier en deux**	↓Après midi, nuit, en mangeant, en buvant ↑Chaleur, plié en deux	Coliques avec diarrhées et gaz, convient en cas de spasmes digestifs ou urinaires	Perd ses moyens pour la moindre raison, réagit par des accès de colère	***Colocynthis*** **12DH 5 gran. 2 fois par jour** Voir p. 122
Émotions (chagrin), mauvaise hygiène alimentaire	**Renvois, nausées avec sensation de spasme à la gorge, crampes d'estomac**	↓Après manger ↑Boissons froides, se penche en arrière	Douleurs gastriques alternant avec des céphalées, dorsalgies	Douleurs abdominales avec diarrhées nauséabondes	***Bismuthum subnitricum*** **8DH 5 gran. 3 fois par jour** voir 117
Excitants (nicotine), alimentation malsaine, grossesse	**Aigreurs d'estomac, renvois acides incessants jusque dans la bouche agaçant les dents**	↓En mangeant, nourriture grasse	Selles d'odeur acide, céphalées frontales fréquentes	Sensation d'aigreur généralisée, aigreurs d'estomac durant la grossesse	***Robinia*** **6DH 5 gran. 3 fois par jour** Voir p. 139

Nausées, vomissements, sensation de pesanteur gastrique

→ **Diarrhées, gastro-entérite,** *voir p. 62*

Où ou pourquoi	Quoi	Comment	Ou encore	Par ailleurs	REMÈDE
Traitement allopathique, mauvaise hygiène alimentaire, mauvaise hygiène de vie	**Céphalées, nausées (gueule de bois), haut-le-cœur, boule dans la gorge et vomissements matinaux**	↓Froid, matin ↑Chaleur	Vie mouvementée, tension, stress, envie d'excitants (tabac et d'alcool)	Convient en cas de nausées dues à une chimiothérapie ou à une radiothérapie	***Nux vomica** 6DH 5 gran. 3 fois par jour** Voir p. 134
Mauvaise hygiène alimentaire (nourriture grasse, aliments glacés, erreurs diététiques)	**Bouche pâteuse, renvois, vomissements longtemps après la prise de nourriture**	↓Nuit, dans une pièce chaude, nourriture grasse, règles ↑Air frais	Tendance aux troubles digestifs après la prise d'aliments gras ou froids	Humeur pleurnicharde, capricieuse, ne veut pas qu'on le laisse seul, réclame de la chaleur	***Pulsatilla** 6DH 5 gran. 3 fois par jour** Voir p. 138
Mauvaise hygiène alimentaire (mauvaises associations, aliments gras, aliments acides, vin)	**Estomac surchargé, vomissements fréquents sans amélioration, enduit blanc épais sur la langue**	↓Aliments acides, vin, températures extrêmes ↑Repos	Éruption vésiculeuse, durillons et cals épais avec fissures	Tendance au surpoids et aux troubles métaboliques, humeur généralement bougonne et instable	***Antimonium crudum** 12DH 5 gran. 2 fois par jour** Voir p. 114
Infection, surmenage, manque de sommeil, mauvaise hygiène alimentaire, grossesse	**Dégoût pour la viande et le poisson, nausées par vagues, haut-le-cœur lors du mouvement**	↓Énervement, effort, après avoir été mouillé, froid ↑Chaleur, repos	Tendance au collapsus, sueurs froides, spasmes abdominaux, diarrhées muqueuses nauséabondes	Aggravation significative en automne, convient en cas de nausées de la grossesse	***Colchicum** 12DH 5 gran. 2 fois par jour** Voir p. 122
Mauvaise hygiène alimentaire, troubles hépatiques, grossesse, troubles hormonaux	**Nausées à jeun, dégoût provoqué par les odeurs de nourriture, prédilection pour les aliments acides**	↓Froid, après avoir été mouillé, changements de temps ↑Chaleur, activité physique	Troubles urogénitaux avec sensation de prolapsus, cystite	Épuisé, surmené, prend ses distances, nausées de la grossesse	***Sepia** 12DH 5 gran. 2 fois par jour** Voir p. 141

** Posologie d'attaque : 4 ou 5 prises le 1er et le 2e jour*

Diarrhées, gastro-entérite

→ **Nausées, vomissements, embarras gastriques,** *voir p. 61*

Où ou pourquoi	Quoi	Comment	Ou encore	Par ailleurs	REMÈDE
Intolérance alimentaire, après une antibiothérapie, aliments corrompus, en voyage	**Diarrhée aiguë suivie de ballonnements et de constipation, renvois avec nausées**	↓Tabagisme ↑Jeûne	Inappétence persistante, fatigue, lassitude générale	Convient en cas de turista, à titre préventif en voyage, pour régénérer la flore intestinale	***Okoubaka** 3DH** **5 gran.** **3 fois par jour** Voir p. 135
Intoxications alimentaires (viande, poisson)	**Diarrhées aqueuses, douleurs brûlantes très intenses au niveau de l'anus, peur de mourir**	↓Aux alentours de minuit, froid ↑Chaleur, boissons chaudes	Soif intense, dégoût provoqué par les odeurs de nourriture, tendance à la diarrhée	Agitation intérieure avec anxiété, y compris au sujet de la santé, perte de poids	***Arsenicum album** 12DH** **5 gran. 3 fois par jour** Voir p. 115
Émotions, infections, intoxication alimentaire	**Vomissements, diarrhées aqueuses, spasmes abdominaux, insuffisance circulatoire aiguë**	↓Effort, agitation ↑Boissons froides, position couchée	Pâleur, sueurs froides, tendance aux syncopes, grand épuisement	Convient en cas de vomissements et de diarrhée, surtout l'été, se sent très mal en point	***Veratrum album*** **6DH 3 gtt sur la langue toutes les 2-3 minutes** Voir p. 144
Émotions (irritation, agitation), café, poussée dentaire	**Spasmes intestinaux avec diarrhées jaune verdâtre, irritation anale**	↓Agitation, café, chaleur, nuit ↑Chaleur locale	Ballonnements, gaz douloureux et nauséabonds, très sensible à la douleur	Irrité, bourru, impatient, diarrhées de la poussée dentaire	***Chamomilla**** **6DH 5 gran.** **3 fois par jour** Voir p. 120
Infection, inflammation chronique, effet secondaire d'un traitement allopathique	**Sensation de ballonnement malgré l'exonération de selles diarrhéiques, nauséabondes**	↓Matin, chaleur ↑Froid	Ne peut pas retenir d'aller à la selle, ballonnements avec borborygmes	Convient à titre complémentaire dans le traitement des maladies inflammatoires de l'intestin	***Aloe* 6DH** **5 gran. 3 fois par jour** Voir p. 113

** Posologie d'attaque : 4 ou 5 prises le 1er et le 2e jour*

Constipation

→ Météorisme, réplétion, troubles digestifs, syndrome du côlon irritable, *voir p. 59*

Où ou pourquoi	Quoi	Comment	Ou encore	Par ailleurs	REMÈDE
Mauvaise hygiène alimentaire, déshydratation, infection	**Selles dures, difficiles à expulser, douleurs anales**	↓Matin, après manger ↑Chaleur, air frais	Sécheresse de la bouche, fringales, lourdeur d'estomac, peau crevassée avec tendance eczémateuse	Sujet plutôt mince, agitation intérieure, sensation de faiblesse générale	***Alumina* 6DH** **5 gran. 3 fois par jour** Voir p. 113
Hypothyroïdie, troubles métaboliques, mauvaise hygiène alimentaire	**Pas envie d'aller à la selle, grosses selles glaireuses, petites ulcérations de la marge anale, hémorroïdes**	↓Après avoir dormi, règles ↑Air frais	Tendance aux éruptions cutanées avec sécrétions jaunâtres malodorantes	Tendance au surpoids, humeur maussade, le travail n'avance pas	***Graphites* 12DH** **5 gran. 2 fois par jour** Voir p. 126
Traitement allopathique, mauvaise hygiène de vie, sédentarité	**Besoin persistant d'aller à la selle, constipé, ballonnements, hémorroïdes**	↓Froid, matin ↑Chaleur	Vie mouvementée, tension intérieure, sensation de gorge nouée et vomissements matinaux	Paraît surmené et stressé, convient en cas d'abus de laxatifs	***Nux vomica* 6DH** **5 gran. 3 fois par jour** Voir p. 134
Irritation, peur, honte, après des douleurs à l'exonération des selles, anesthésie générale	**Intestin comme paralysé, aucune selle pendant plusieurs jours, ballonnements, spasmes abdominaux**	↓Après avoir dormi, chaleur ↑Rafraîchissement	Paresse intestinale due à des facteurs émotionnels, également fuites urinaires	Convient pour le nourrisson et l'enfant en bas âge ainsi qu'en cas de constipation due à l'alitement	***Opium* 12DH** **5 gran. 2 fois par jour** Voir p. 135
Agitation, grossesse	**Impression d'avoir des échardes dans l'anus, hémorroïdes saignantes, selles comme des crottes de brebis**	↓Agitation, froid ↑Applications chaudes	Constipation en alternance avec des selles pâteuses, brûlures anales, spasmes abdominaux	Convient particulièrement bien en cas de constipation liée à la grossesse	***Collinsonia canadensis* 6DH** **5 gran. 3 fois par jour** Voir p. 122

Hémorroïdes, fissures anales

→ Constipation, *voir p. 63*

Où ou pourquoi	Quoi	Comment	Ou encore	Par ailleurs	REMÈDE
Irritation de la marge anale, fissure anale	**Suintement anal, démangeaison, douleurs hémorroïdaires intenses, cuisantes et localisées**	↓Contact	Tendance aux diarrhées accompagnées de sensation de faiblesse	Lésions cutanées guérissant mal (dos du pied, plante du pied, orteils, coccyx), escarres	***Paeonia officinalis* 6DH 5 gran. 3 fois par jour** Voir p. 135
Inflammations cutanées, inflammations de la muqueuse intestinale	**Douleurs persistantes et saignements après exonération de selles dures, hémorroïdes**	↓Soir, nuit, après avoir été mouillé, changements de temps	Petites plaies aux commissures des lèvres, lèvres fissurées, mauvaise haleine, salivation	Faiblesse générale, ulcérations des muqueuses gastrique et intestinale	***Nitricum acidum* 12DH 5 gran. 2 fois par jour** Voir p. 134
Constipation persistante, fissure anale, après un traitement chirurgical des hémorroïdes	**Hémorroïdes bleutées, douloureuses, saignant facilement**	↓Contact, chaleur humide	Hémorroïdes inflammatoires et irritées, anus comme à vif	Tendance aux varices, aux phlébites, aux saignements de nez spontanés	***Hamamelis* 6DH 5 gran. 3 fois par jour** Voir p. 127
Faiblesse veineuse, hémorroïdes, grossesse, manque d'exercice	**Hémorroïdes rouge foncé, sensation de corps étranger dans l'anus, constipation**	↓Matin, manque d'exercice, chaleur ↑Froid, air frais	Sensation de tension et de lourdeur dans les jambes, varicosités, dorsalgies	Convient en cas troubles veineux et rachidiens liés à la grossesse	***Aesculus* 6DH 5 gran. 3 fois par jour** Voir p. 112
Inflammation des hémorroïdes internes et externes	**Hémorroïdes douloureuses et saillantes, saignements, douleurs anales**	↓Assis, selles dures	Tendance aux selles dures, perturbation de la flore intestinale	Convient en cas d'inflammations fréquentes de la muqueuse buccale et des gencives	***Myrrhis odorata* 3DH 5 gran. 3 fois par jour** Voir p. 133

Troubles biliaires

Où ou pourquoi	Quoi	Comment	Ou encore	Par ailleurs	REMÈDE
Événements psychiques (irritation, énervement) : « la bile déborde »	**Vomissements bilieux, le mouvement aggrave les douleurs épigastriques perçantes**	↓Mouvement, contact ↑Repos, boissons froides	Selles sèches et dures, céphalées et douleurs musculaires lancinantes	Veut qu'on le laisse paix, troubles du côté droit	***Bryonia*** **6DH 5 gran. 3 fois par jour** Voir p. 117
Ménopause, mauvaise digestion	**Ballonnements, selles dures, estomac sensible à la pression, douleurs anales**	↓Après minuit, temps lourd, nourriture grasse, excitants (alcool, tabac) ↑En se penchant en arrière	Céphalées avec bourdonnements d'oreilles, langue râpeuse, hypersensibilité olfactive	Irritation nerveuse, abattement, fatigue diurne	***Mandragora*** **6DH 5 gran. 3 fois par jour** Voir p. 132
Mauvaise digestion, grossesse, changements de temps	**Douleurs sous les côtes droites, douleurs sous l'omoplate droite**	↓Mouvement, temps froid ↑Chaleur, boissons chaudes	Tendance aux troubles dépressifs, langue couverte d'un enduit jaunâtre, selles jaunâtres	Prévient la formation des calculs biliaires, stimule la fonction biliaire	***Chelidonium*** **12DH 5 gran. 2 fois par jour** Voir p. 120
Calculs (biliaires, rénaux)	**Douleurs sous les côtes droites, lourdeurs d'estomac, nausées, renvois bilieux**	↓Mouvement, secousses, station debout prolongée ↑Excrétions	Alternance rapide de troubles tels que fringales, inappétence, diarrhée ou constipation	Détoxifie en stimulant les voies biliaires, le foie et les reins	***Berberis*** **6DH 5 gran. 3 fois par jour** Voir p. 116
Ablation de la vésicule biliaire	**Troubles post-cholécystectomie persistants**	↓Boissons froides, position allongée sur le côté droit ↑Position allongée sur le ventre	Hypersensibilité au toucher dans la région abdominale	Se sent très mal en point, état de faiblesse	***Leptandra*** **6DH 5 gran. 3 fois par jour** Voir p. 131

Troubles hépatiques

Où ou pourquoi	Quoi	Comment	Ou encore	Par ailleurs	REMÈDE
Inflammation d'origine infectieuse, mauvaise hygiène alimentaire (alcool, nourriture grasse)	**Haut-le-cœur, douleurs abdominales, selles dures et gris pâle, hémorroïdes**	↓Mouvement, pression, temps chaud et humide ↑Repos, enveloppements chauds	Humeur maussade, empreinte des dents sur la langue, douleurs musculaires du côté droit	Convient à titre complémentaire dans le cadre d'un traitement chimique éprouvant pour le foie	***Carduus marianus* 6DH 5 gran. 3 fois par jour** Voir p. 119
Inflammation d'origine infectieuse, mauvaise hygiène alimentaire (alcool, nourriture grasse)	**Enduit grisâtre et taches rouges sur la langue, aversion pour les aliments gras, salivation**	↓Assis, repos ↑Contact, mouvement, plein air	Céphalées et douleurs musculaires et articulaires sourdes et lancinantes, urine abondante	Convient à titre auxiliaire et à titre adjuvant dans le traitement des hépatites aiguës	***Taraxacum* 6DH 5 gran. 3 fois par jour** Voir p. 143
Après une inflammation d'origine infectieuse, troubles thyroïdiens, affections cutanées	**Aigreurs d'estomac, selles jaunâtres, diarrhées, démangeaisons cutanées, éruptions cutanées**	↑Mouvement	Douleurs musculaires dans le bras et la jambe droits, dysfonction thyroïdienne, goitre	Convient en cas de troubles persistants secondaires à une hépatite	***Flor de Piedra* 6DH 5 gran. 3 fois par jour** Voir p. 125
Inflammation chronique, alcool, nourriture grasse, traitement allopathique	**Faiblesse, manque d'appétit, douleurs pressives sous les côtes, constipation**	↑Repos	Démangeaisons cutanées, peau sèche, éruptions crevassées	Convient aux cancéreux durant et après une chimiothérapie	***Picrorhiza* 6DH 5 gran. 3 fois par jour** Voir p. 137 Indisponible en France
Inflammation chronique, dysfonction hépatique liée à une dégénérescence graisseuse du foie	**Sensation de faiblesse, brûlures d'estomac, goût acide dans la bouche**	↓Soir, nuit, émotions ↑Courts repos	Soif intense, besoin de grignoter, diarrhées aqueuses indolores	Sujet plutôt mince et nerveux, tremblements et agitation intérieurs, vite épuisé	***Phosphorus* 12DH 5 gran. 2 fois par jour** Voir p. 136

Troubles métaboliques (hyperuricémie, hyperlipidémie, hyperglycémie)*

Où ou pourquoi	Quoi	Comment	Ou encore	Par ailleurs	REMÈDE**
Reins, foie	**Augmentation du pH urinaire**	Inconnu à ce jour	Tendances aux crises de goutte	Douleurs articulaires récurrentes	***Perilla ocymoides* 3DH 5 gran. 3 fois par jour** Voir p. 136 Indisponible en France
Reins, foie	**Augmentation du taux cholestérol total et des valeurs hépatiques**	Inconnu à ce jour	Langue recouverte d'un enduit blanchâtre, sensation de pesanteur abdominale	Douleurs articulaires piquantes liées à une hyperuricémie	***Adlumia fungosa* 3DH 5 gran. 3 fois par jour** Voir p. 112 Indisponible en France
Foie	**Augmentation du cholestérol total**	Inconnu à ce jour	Météorisme, constipation	Fatigue après avoir mangé	***Natrum choleinicum* 6DH 1 compr. 3 fois par jour** Voir p. 133 Indisponible en France
Pancréas	**Augmentation de la glycémie**	Inconnu à ce jour	Soif	Tendance au surpoids	***Datisca cannabina* 2DH 5 gran. 3 fois par jour** Voir p. 123 Indisponible en France
Pancréas	**Augmentation de la glycémie**	Inconnu à ce jour	Sensation de chaleur de la tête aux pieds	Éruption cutanée pruriante	***Syzygium jambolanum* 2DH 5 gran. 3 fois par jour** Voir p. 124

* *À titre auxiliaire/complémentaire dans le cadre d'un traitement conventionnel; les modalités ne sont pas connues*
** *Durée du traitement : 3 semaines; passer ensuite à un autre remède en fonction du trouble métabolique (colonne 1)*

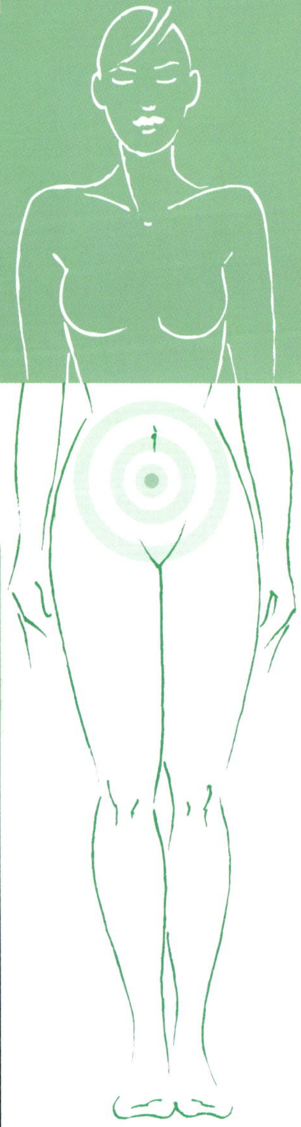

Bas-ventre

Ce chapitre est consacré aux troubles qui touchent les organes génitaux ainsi qu'aux affections des voies urinaires. Les infections urinaires sont très fréquentes et très douloureuses. En complément d'un traitement drainant, l'homéopathie peut être ici d'un grand secours. Et il en va de même en ce qui concerne certains troubles génitaux.

Voies urinaires et vessie

L'automédication convient très bien en cas d'**inflammation de la vessie et des voies urinaires**, de **vessie irritable** ou d'**incontinence urinaire**. Qu'il s'agisse d'une inflammation chronique ou aiguë, il faut commencer le traitement dès l'apparition des premiers signes, en prenant, bien sûr, l'agent déclencheur en considération dans le choix du remède. Le recours à l'homéopathie peut également s'avérer très utile en cas de vessie irritable ou d'incontinence urinaire. Le traitement aura pour effet de soulager les symptômes dans une plus ou moins grande mesure selon la cause, mais toujours de manière appréciable. Si vous souffrez d'une vessie irritable dûment diagnostiquée, voyez si celle-ci n'aurait pas des causes psychiques. L'origine de votre problème est peut-être là. Si tel est le cas, reportez-vous aussi à chapitre 1, consacré au psychisme, car certains événements, tels que chagrin, soucis ou irritation, peuvent avoir des répercussions sur le fonctionnement de la vessie. L'énurésie nocturne chez l'enfant, trouble qui peut être assimilé à une forme de vessie irritable, est souvent comparée à « une vessie qui pleure ». De fait, dans la plupart des cas, ce problème est d'origine psychique et peut avoir pour facteur déclenchant un événement mal vécu, tel que la naissance d'un petit frère ou d'une petite sœur. L'incontinence d'urine est un problème gênant qui touche de nombreuses femmes ayant eu des enfants. Une fois la cause déterminée et la nécessité d'une intervention chirurgicale écartée, l'homéopathie peut s'avérer très utile. Nous recommandons aux lectrices concernées de se reporter également au tableau consacré aux troubles climatériques (p. 79). Pour ce qui est des hommes, le tableau sur les troubles prostatiques (p. 82) contient également des informations concernant l'incontinence. L'incontinence urinaire consécutive à une intervention sur la prostate peut aussi être améliorée par l'homéopathie.

Organes génitaux féminins

Les **troubles du cycle menstruel**, le **syndrome prémenstruel (SPM)**, les **règles douloureuses**, les **pertes vaginales** et les **problèmes liés à la ménopause** font partie des troubles gynécologiques les plus fréquents. Quel que soit ce dont vous souffrez, il ne faut jamais recourir à l'automédication sans avoir consulté un médecin au préalable. L'homéopathie a un effet régulateur, mais elle ne peut pas remplacer un traitement hormonal de substitution au cas où celui-ci serait nécessaire. L'aménorrhée et les troubles du cycle nécessitent un examen approfondi afin d'en déterminer les causes. Ce n'est qu'une fois que celles-ci seront connues, que l'on pourra décider d'un traitement. Par contre, l'homéopathie convient toujours très bien en cas de désir de grossesse, afin de stimuler la fécondité. Le SPM et la dysménorrhée font également partie des indications classiques de l'homéopathie. Souvent, les symptômes disparaissent complètement sous l'effet du traitement. Il en va de même en ce qui concerne la mycose vaginale.

Organes génitaux masculins

Il s'agit ici principalement des **troubles prostatiques**, de la **baisse de libido** et de l'**impuissance**. Avant de chercher à vous traiter par vos propres moyens, il est très important de consulter un médecin, surtout si le problème se pose pour la première fois. Et gardez toujours présent à l'esprit qu'il ne faut pas s'attendre à des résultats immédiats, même si le remède homéopathique est bien choisi.

Au sommaire de ce chapitre

Inflammation aiguë de la vessie et des voies urinaires

Où ou pourquoi	Quoi	Comment	Ou encore	Par ailleurs	REMÈDE
Froid, courants d'air, émotions (choc, peur)	**Brûlure soudaine lors de la miction, douleurs coupantes, écoulement goutte à goutte de l'urine**	↓Contact, froid ↑Sueurs	Maladie se déclarant subitement, aussi fièvre, pâleur, peau sèche	En cas d'infection, au stade initial, y compris chez l'enfant (même en bas âge), anxiété, agitation intérieure	***Aconitum** 6DH 5 gran. toutes les heures** Voir p. 116
Chaleur excessive, surexposition au soleil, (courants d'air froid et humide)	**Douleurs pelviennes déchirantes avec spasmes, besoin constant d'uriner**	↓Contact, bruits, lumière	Fièvre subite, visage congestionné et chaud, céphalées pulsatiles	Suit souvent Aconitum, en cas de fièvres et d'inflammations, y compris chez l'enfant	***Belladonna** 6DH 5 gran. toutes les heures** Voir p. 116
Sensibilité au froid et au fait d'être mouillé, changements de saison	**Miction fréquente, peu abondante et douloureuse**	↓Froid, contact mouillé ↑Chaleur	Alternance marquée entre diarrhées et rhumatismes, asthme avec éruption cutanée	Grande susceptibilité aux infections, muscles durs et douloureux, membres comme courbatus	***Dulcamara* 6DH 5 gran. 3 fois par jour** Voir p. 123
Grossesse, infection	**Brûlures vésicales et urétrales très intenses après la miction**	↓Contact, mouvement, eau froide, café ↑Chaleur, repos	Manque d'appétit avec dégoût de la boisson et de la cigarette	Convient en cas de cloques pour accélérer la guérison	***Cantharis* 6DH 5 gran. 3 fois par jour** Voir p. 118
Infection persistante, inflammation, infection aiguë CONSULTEZ UN MÉDECIN !	**Douleurs pelviennes irradiantes, besoin constant d'uriner**	↓Nuit, contact ↑Boissons froides	Sueur nocturne malodorante, faiblesse, aphtes	Convient à titre complémentaire dans le cadre d'une antibiothérapie	***Mercurius corrosivus* 12DH 5 gran. 3 fois par jour** Voir p. 132

* *Posologie d'attaque : prendre toutes les heures le 1er jour, toutes les 2 heures le 2e jour et toutes les 3 heures le 3e jour*

Inflammations récidivantes de la vessie et des voies urinaires

Où ou pourquoi	Quoi	Comment	Ou encore	Par ailleurs	REMÈDE
En fin d'Infection urinaire au décours, tendance aux infections, troubles prostatiques	Besoin fréquent d'uriner, miction souvent uniquement possible en position debout	↓Temps humide, assis sur un support froid	Urine mêlée de mucus, déséquilibres persistants dans la composition de l'urine	Convient comme traitement adjuvant des infections après abus d'antibiotiques	***Chimaphila umbellata*** **3 DH 5 gran. 3 fois par jour** Voir p. 120
En fin d'Infection urinaire au décours, comme traitement adjuvant	Urine sombre, mictions espacées	↓Repas fréquents	Tendance à la lithiase urinaire (sable et calculs), douleurs pressives dans la région des reins	Stimulation de l'excrétion rénale	***Solidago*** **3DH 5 gran. 3 fois par jour** Voir p. 141
Infection urinaire avec participation rénale	Douleurs (y compris rénales), sensation de plaie vive durant ou après la miction	↑Réchauffement de la région des reins et de la vessie	Tendance aux inflammations des voies urinaires avec chronicisation et calculs	Convient pour guérir les cystites et les pyélonéphrites	***Fabiana imbricata*** **6DH 5 gran. 3 fois par jour** Voir p. 125
Troubles hormonaux, infection, faiblesse des muqueuses (voies respiratoires et urinaires)	Mictions fréquentes avec mucus, pertes urinaires par exemple lors de la toux	↓Nuit, dans une pièce chaude, nourriture grasse, pieds froids, règles	Alternance marquée des troubles, aussi bien au plan physique qu'au plan psychique	Pleurnichard, capricieux, ne veut pas qu'on le laisse seul, grande susceptibilité aux infections	***Pulsatilla*** **12DH 5 gran. 2 fois par jour** Voir p. 138
Infection, faiblesse des muqueuses (voies respiratoires, et urinaires)	Besoin constant d'uriner, sensation de ne pas vider complètement l'urètre	↓Orage, tempête, après avoir été mouillé, brouillard	Peau grasse et moite, d'aspect sale et des verrues, polypes dans l'utérus et l'intestin	Toujours pressé, court dans tous les sens, hyperactivité cérébrale, peur de l'avenir, peur de l'échec	***Thuya*** **12DH 5 gran. 2 fois par jour** Voir p. 144

Vessie irritable, incontinence d'urine

Où ou pourquoi	Quoi	Comment	Ou encore	Par ailleurs	REMÈDE
Irritation vésicale, faiblesse vésicale	**Sensation de vessie pleine, aucun soulagement apporté par la miction**	↓Froid, position assise prolongée	Fuites urinaires et incontinence de selles	Convient en cas d'énurésie nocturne chez l'enfant	***Equisetum hiemale* 6DH 5 gran. 3 fois par jour** Voir p. 124
Irritation vésicale, faiblesse vésicale	**Besoin soudain d'uriner, a à peine le temps d'arriver jusqu'aux toilettes**	↓Nuit	Besoin fréquent d'uriner avec brûlure à la miction, « vessie irritée »	Convient en cas de faiblesse vésicale après une opération de l'utérus	***Petroselinum* 6DH 5 gran. 3 fois par jour** Voir p. 136
Troubles hormonaux, infections, faiblesse des muqueuses (voies respiratoires et urinaires)	**Fuites urinaires, par ex. en toussant, envie d'uriner lorsque froid au pied**	↓Nuit, pièce froide, nourriture grasse, pieds froids, règles	Alternance marquée des troubles, aussi bien au plan physique qu'au plan psychique	Pleurnichard, ne veut pas qu'on le laisse seul, grande susceptibilité aux infections	***Pulsatilla* 12DH 5 gran. 2 fois par jour** Voir p. 138
Grossesse, troubles hormonaux, surmenage, stress	**Problèmes de prolapsus avec fuites urinaires lors de la toux, en éternuant, incontinence par stress**	↓Froid, contact mouillé, changement de temps ↑Jambes croisées, assis	Visage très pigmenté, troubles urogénitaux, sensation de prolapsus, cystites	Se sent épuisé, surmené, prend ses distances, aversion pour le sexe	***Sepia* 12DH 5 gran. 2 fois par jour** Voir p. 141
Surmenage psychique, faiblesse vésicale, paralysie des sphincters	**Fuites urinaires, par exemple lors de la toux, aggravées par les émotions**	↓Froid, courants d'air avant ou pendant les règles ↑Chaleur	Abattement, mélancolie, fatigue paralysante	Faiblesse vésicale après intervention chirurgicale ou accouchement, en cas d'énurésie nocturne	***Causticum* 12DH 5 gran. 2 fois par jour** Voir p. 120

Aménorrhée, arrêt de la pilule, désir de grossesse

→ Troubles du cycle (règles irrégulières), *voir p. 77*

Où ou pourquoi	Quoi	Comment	Ou encore	Par ailleurs	REMÈDE
Chagrin, soucis, surmenage corporel, maladies passées	Aménorrhée, douleurs brûlantes s'étendant du dos jusqu'au pelvis	↓Lumière, bruit, froid ↑Chaleur	Manque de concentration, voile noir devant les yeux, vertiges, céphalées de tension	Se sent comme lessivée, tout semble insurmontable, grand besoin de repos et de sommeil	***Phosphoricum acidum*** **12DH 5 gran. 2 fois par jour** Voir p. 136
Hypothyroïdie, retard de croissance, erreurs diététiques	Règles retardées ou absentes, pertes irritantes	↓Après avoir dormi, règles ↑Air frais	Éruptions cutanées avec sécrétions jaunâtres malodorantes, tendance aux refroidissements	Surpoids, humeur maussade, le travail n'avance pas	***Graphites*** **12DH 5 gran. 2 fois par jour** Voir p. 126
Troubles hormonaux, épuisement, aménorrhée durant l'arrêt de la pilule	Règles absentes ou retardées, douleurs pelviennes, diminuant en cas de règles	↓Matin, après avoir dormi, chaleur ↑Mouvement	Troubles, souvent du côté gauche, ne supporte pas les vêtements serrés, sueurs	A souvent des réactions émotionnelles violentes, telles que jalousie ou méfiance, très communicante	***Lachesis*** **12DH 5 gran. 2 fois par jour** Voir p. 130
Troubles hormonaux, épuisement, aménorrhée durant l'arrêt de la pilule, après un refroidissement	Aménorrhée, cycle trop court ou trop long, douleurs mammaires, pertes vaginales	↓Nuit, pièce chaude, nourriture grasse, règles ↑Air frais	Troubles physiques et psychiques, ne supporte pas la nourriture grasse et les aliments froids	Pleurnicharde, ne veut pas qu'on la laisse seule, a besoin de la chaleur d'un nid douillet	***Pulsatilla*** **12DH 5 gran. 2 fois par jour** Voir p. 138
Allaitement, épuisement, troubles hépatiques	Règles absentes ou retardées, croise les jambes sous l'effet de la douleur	↓Froid, après avoir été mouillé, changements de temps ↑Mouvement, activité physique	Visage très pigmenté, sensation de prolapsus, cystites, aversion pour le sexe	Se sent surmenée, est indifférente vis-à-vis de la famille	***Sepia*** **12DH 5 gran. 2 fois par jour** Voir p. 141

Troubles menstruels (règles trop abondantes ou trop longues), saignements intermenstruels

Où ou pourquoi	Quoi	Comment	Ou encore	Par ailleurs	REMÈDE
Troubles hormonaux, saignements intermenstruels, saignements après les rapports	**Saignements rouge clair prolongés, peuvent aussi être foncés et contenir du sang coagulé**	↓Effort *physique*	Sensation de chaleur dans le dos comme provoquée par de l'eau chaude	Signes précoces de ménopause	***Ustilago maidis*** **6DH 5 gran. 3 fois par jour** Voir p. 144
Surmenage physique et psychique	**Saignements rouge clair prolongés, intermittents**	↓Matin, effort	Céphalées, se sent comme paralysée, aigreurs d'estomac	Sommeil agité avec rêves angoissants, manque d'entrain	***Erigeron canadensis*** **6DH 5 gran. 3 fois par jour** Voir p. 124
Surmenage physique et psychique	**Saignements rouge foncé avec caillots, intermittents**	↓Nuit, froid et après avoir été mouillé ↑Chaleur	Repos, sommeil et prise de nourriture n'apportent aucune amélioration, hypersensible au bruit	État de faiblesse avec manque de résistance physique et psychique	***China rubra*** **6DH 5 gran. 3 fois par jour** Voir p. 120
Saignements intermenstruels	**Saignements rouge foncé prolongés et très abondants**	↓Contact, secousses, chaleur humide	Douleurs menstruelles irradiantes, douleurs durant l'ovulation	Tendance aux varices, phlébites, saignements de nez spontanés	***Hamamelis*** **6DH 5 gran. 3 fois par jour** Voir p. 127
Effort	**Saignements noirâtres, surtout la nuit et le matin, douloureux**	↓Matin, avant ou pendant les règles, chaleur	Diarrhées durant les règles, sacralgies avec sensation de prolapsus	Tendance aux éruptions cutanées vésiculeuses, herpès, sueur sentant l'oignon	***Bovista*** **6DH 5 gran. 3 fois par jour** Voir p. 117

Syndrome prémenstruel (SPM)

Où ou pourquoi	Quoi	Comment	Ou encore	Par ailleurs	REMÈDE
Troubles hormonaux, après un accouchement	**Douleurs rhumatismales dans les articulations des doigts, jambes endolories**	↓Froid ↑Après les règles, chaleur	Règles retardées et douloureuses, mauvaise haleine avant les règles	Frilosité, nervosité, faiblesse généralisée	***Caulophyllum**** **6DH 5 gran. 3 fois par jour** Voir p. 119
Troubles hormonaux, après un accouchement	**Seins gonflés et douloureux, très sensibles au toucher**	↓Contact, secousses	Règles abondantes et douloureuses, souvent prématurées	Gêne à la déglutition, maux de gorge unilatéraux changeant régulièrement de côté	***Lac caninum**** **12DH 5 gran. 2 fois par jour** Voir p. 130
Conflits psychiques (angoisses, soucis), troubles hormonaux	**Migraines avec éblouissements, diplopie, douleurs fronto-temporales**	↓Assis, debout, plein air ↑Mouvement, chaleur	Seins gonflés et douloureux, saignements survenant uniquement le jour et contenant des caillots	Se sent comme lessivée, mélancolique, a toujours froid	***Cyclamen**** **6DH 5 gran. 3 fois par jour** Voir p. 123
Conflits psychiques (angoisses, soucis), troubles hormonaux	**Humeur maussade, anxieux, irritable, bavarde, tout pose problème**	↓Froid, contact mouillé, énervement ↑Applications chaudes	Règles avec contractions douloureuses utérines, saignements souvent prématurés ou irréguliers, sacralgies	Douleurs dans les épaules, la nuque et les bras, comme des décharges électriques dans les bras	***Cimicifuga**** **12DH 5 gran. 2 fois par jour** Voir p. 121
Émotions (irritation, énervement, peur), surmenage, infection	**Nerveuse, irritée, agitation physique, appétit accru, gêne à la déglutition**	↓Matin entre 3 h et 5 h, après avoir dormi, températures extrêmes ↑Mouvement en plein air	Règles souvent prématurées, abondantes et spasmodiques, céphalées, névralgies, contractures	Tendance aux refroidissements et aux crispations, troubles récurrents	***Magnesia carbonica**** **6DH 5 gran. 2 fois par jour** Voir p. 132

** Conseil d' utilisation : prendre à partir du 14ᵉ jour de cycle et jusqu' au début des règles, puis arrêter*

Règles douloureuses (dysménorrhée)

Où ou pourquoi	Quoi	Comment	Ou encore	Par ailleurs	REMÈDE
Douleurs commençant avant les règles	**Douleurs spasmodiques irradiant du dos jusque dans les cuisses**	↓Chaleur ↑Mouvement, air frais	Règles retardées, saignements de courte durée, avec caillots, diarrhées avec nausées, sacralgies	Agitation nerveuse	***Viburnum opulus*** **3DH 5 gran. toutes les 30 minutes**** Voir p. 145
Douleurs commençant avant les règles, tendance aux contractures musculaires	**Douleurs pelviennes soudaines, vives et lancinantes**	↓Boissons froides ↑Chaleur, applications chaudes	États douloureux névralgiques, douleurs digestives de type coliques	Douleurs dentaires, lancinantes et intenses qui apparaissent et disparaissent brusquement	***Magnesia phosphorica*** **6DH 1 compr. toutes les 30 minutes**** Voir p. 132
Tendances aux contractures musculaires	**Douleurs pelviennes de type coliques, douleurs pulsatiles et cuisantes**	↓Contact, bruit, lumière	Douleurs pelviennes descendantes, commençant souvent avant les règles	Se sent fébrile, visage chaud, douleurs cutanées cuisantes, céphalées pulsatiles	***Belladonna*** **6DH 5 gran. toutes les 30 minutes**** Voir p. 116
Troubles circulatoires	**Douleurs pelviennes intenses avec troubles circulatoires aigus, teint pâle, sueurs froides**	↓Effort, énervement ↑Boissons froides	Épuisement, corps froid, vomissements, diarrhées aqueuses	Irritation ou agitation anxieuse, délire	***Veratrum album*** *** 6DH 5 gran. toutes les 30 minutes** Voir p. 144
Émotions (irritation, énervement), café	**Contractions douloureuses de l'utérus (s'aggravant durant les règles), humeur irritable**	↓Énervement, café, chaleur, nuit ↑Chaleur locale	Transpiration du visage, ballonnements, gaz nauséabonds, diarrhées verdâtres	Humeur irritée, très impatiente, ne supporte plus la douleur	***Chamomilla*** **6DH 5 gran. toutes les 30 minutes** Voir p. 120

** Conseil d'utilisation : pour commencer, 5 gtt sur la langue toutes les 2-3 minutes*

*** Conseil d'utilisation : commencer le traitement dès les premiers signes de saignement ou dès les premières douleurs ; après amélioration, prendre toutes les 2 heures*

Troubles du cycle (règles irrégulières)

→ Aménorrhée, *voir p. 73*

Où ou pourquoi	Quoi	Comment	Ou encore	Par ailleurs	REMÈDE
Cycles courts	**Saignements prématurés, abondants, sombres, avec caillots**	↓Effort, froid, contact mouillé ↑Temps sec, chaleur	Infections récurrentes des voies respiratoires avec ganglions du cou douloureux, éruptions cutanées	Tendance au surpoids, grande lassitude, manque de confiance en soi	***Calcarea carbonica* 12DH 5 gran. 2 fois par jour** Voir p. 118
Cycles courts	**Saignements prématurés, prolongés, sombres, malodorants**	↓Entre 3 h et 5 h du matin	Sacralgies aggravées par les règles, sueurs, fuites urinaires en éternuant	Anxieuse, défaitiste, pessimiste, sens aigu du devoir	***Kalium carbonicum* 12DH 5 gran. 2 fois par jour** Voir p. 129
Cycles courts ou longs, événements émotionnels	**Saignements prématurés, rouge clair, prolongés**	↓Soir, nuit, émotions ↑Courts repos	Tendance aux saignements de nez spontanés, éprouve le besoin de grignoter	Femme mince et nerveuse, a facilement peur, pressentiments	***Phosphorus* 12DH 5 gran. 2 fois par jour** Voir p. 136
Cycles courts ou longs, événements émotionnels	**Saignements retardés et faibles ou prématurés et abondants**	↓Émotions	Pertes vaginales aqueuses contenant du mucus, vagin sec, aversion pour les rapports	Ruminations, migraines, éruptions cutanées, pas de prise de poids	***Natrum muriaticum* 12DH 5 gran. 2 fois par jour** Voir p. 133
Cycles courts ou longs, SPM, émotions	**Saignements douloureux, ne se produisant que le jour et contenant des caillots**	↓Assis, débout, plein air ↑Mouvement, chaleur	Migraines, diplopie, éblouissements, douleurs fronto-temporales avant les règles	Se sent comme lessivée, mélancolique, a tout le temps froid	***Cyclamen* 6DH 5 gran. 3 fois par jour** Voir p. 123

Pertes vaginales, mycose vaginale

Où ou pourquoi	Quoi	Comment	Ou encore	Par ailleurs	REMÈDE
Infection, inflammation suraiguë	**Vagin sec et brûlant, douleurs pulsatiles**	↓Contact, bruit, lumière	Douleurs pelviennes descendantes, commençant avant les règles	Se sent fébrile, visage chaud, douleurs cutanées brûlantes	***Belladonna**** **6DH 5 gran. 3 fois par jour** Voir p. 116
Infection (en particulier à Candida)	**Écoulement épais et collant, enduit blanchâtre sur la muqueuse vaginale**	↓Matin, froid, après avoir été mouillé, après les règles, mouvement descendant ↑En plein air	Règles douloureuses avec saignements rouge foncé contenant des caillots	Gencives sensibles et saignant facilement, aphtes entourés d'un halo rougeâtre	***Borax*** **6DH 5 gran. 3 fois par jour** Voir p. 117
Troubles hormonaux, infections (en particulier à Trichomonas)	**Écoulement jaune verdâtre, démangeaisons intenses**	↓Soir, nuit, dans une pièce chaude ↑Air libre, mouvement	Sensation de prolapsus vaginal, règles irrégulières	Convient en cas de palpations nerveuses avec angoisses durant la ménopause	***Lilium tigrinum*** **6DH 5 gran. 3 fois par jour** Voir p. 131
Troubles hormonaux, faiblesse immunitaire	**Écoulement malodorant, brûlant et irritant, douleurs dans la région génitale**	↓Froid, après les règles ↑Chaleur, mouvement	Mauvaise haleine, gencives constamment enflammées et saignant facilement	Règles prématurées, trop longues, sang foncé, diarrhées aqueuses avec douleur cuisante	***Kreosotum*** **6DH 5 gran. 3 fois par jour** Voir p. 130
Troubles hormonaux, sautes d'humeur (réaction psychosomatique)	**Écoulement laiteux, plus abondant durant les règles**	↓Avant et pendant les règles	Règles inégales quant à la durée et à l'abondance des saignements	Convient en cas de pertes vaginales chez la femme jeune	***Pulsatilla*** **12DH 5 gran. 2 fois par jour** Voir p. 138

** Posologie d'attaque : prendre 4 ou 5 fois le 1er et le 2e jour*

Troubles de la ménopause

→ Ostéoporose, *voir p. 90*

Où ou pourquoi	Quoi	Comment	Ou encore	Par ailleurs	REMÈDE
Phénomènes d'usure touchant l'appareil locomoteur	**Hypertension artérielle, bouffées de chaleur, visage rouge, mains et pieds brûlants**	↓Froid, courants d'air, journée ↑Renvois, vomissements	Troubles rhumatismaux du côté droit, céphalées migraineuses avec vomissements	Humeur irritable, réaction de colère devant la persistance des douleurs	***Sanguinaria* 6DH 5 gran. 3 fois par jour** Voir p. 140
Sautes d'humeur, conflits psychiques	**Bouffées de chaleur, sueurs ou sensation de froid, troubles souvent du côté gauche**	↓Matin, après avoir dormi, chaleur ↑Applications froides	Ne supporte rien de serré sur le corps ou autour du cou, varices, tendance aux phlébites	A souvent des réactions émotionnelles violentes, telles que jalousie ou méfiance, très communicante	***Lachesis* 12DH 5 gran. 2 fois par jour** Voir p. 130
Sautes d'humeur avec réactions psychosomatiques	**Sueurs nocturnes, ne supporte pas la chaleur ni les pièces chaudes, lunatique**	↓Nuit, dans une pièce froide, nourriture grasse, pieds froids, règles	Alternance marquée des troubles, aussi bien au plan physique qu'au plan psychique	Capricieuse, pleurnicharde, ne veut pas qu'on la laisse seule, a besoin qu'on la réconforte	***Pulsatilla* 12DH 5 gran. 2 fois par jour** Voir p. 138
Sautes d'humeur, en cas de frustration sexuelle	**Très exigeante sexuellement avec désir intense, découragement angoissé, mélancolique**	↓Soir, calme ↑Mouvement en plein air	Douleurs et troubles pelviens récurrents, douleurs menstruelles	Donne souvent l'impression d'être hautaine et distante, mais est en fait abattue	***Platina* 12DH 5 gran. 2 fois par jour** Voir p. 137
Conflits psychiques dus au surmenage	**Sueurs au moindre effort, tout semble insurmontable**	↓Froid, après avoir été mouillée, changements de temps ↑Mouvement, activité physique	Visage très pigmenté, déprimée, cystites, aversion pour le sexe	Se sent épuisée, abusée, indifférente vis-à-vis de la famille, prend ses distances	***Sepia* 12DH 5 gran. 2 fois par jour** Voir p. 141

Hyperhidrose, transpiration

→ Troubles de la ménopause, *Voir p. 79*

Où ou pourquoi	Quoi	Comment	Ou encore	Par ailleurs	REMÈDE
Après une opération ou un accouchement avec perte de sang, après une gastro-entérite aiguë	**État de faiblesse persistant, sueurs en cas d'effort, vertiges**	↓Nuit, froid et après avoir été mouillée ↑Chaleur	Repos, sommeil et prise de nourriture n'apportent pas d'amélioration, hypersensible aux odeurs, gaz	Manque de résistance à l'effort, craint de ne pas bien s'acquitter des tâches qui lui incombent	***China rubra* 6DH 5 gran. 3 fois par jour** Voir p. 120
Infection, surmenage physique et psychique ; **Surmenage physique et psychique, ménopause**	**Faiblesse avec sueur, fatigue rapide avec lombalgies**	↓Entre 3 h et 5 h du matin, froid, courants d'air ↑Chaleur	Rétention d'eau, yeux gonflés, grand désir de chaleur	Sens aigu du devoir, très vulnérable, hypersensible aux bruits et aux odeurs	***Kalium carbonicum* 12DH 5 gran. 2 fois par jour** Voir p. 129
Surmenage physique et psychique, ménopause ; **Infection, surmenage physique et psychique**	**Sueurs froides et aigres, survenant par accès, pouvant être accompagnées d'une sensation de chaleur**	↓Matin, froid, contact mouillé ↑Chaleur	Douleurs articulaires avec faiblesse et tremblements, douleurs gastriques avec aigreurs d'estomac	Comportement frénétique, impatience, à du mal à respirer	***Sulfuricum acidum* 12DH 5 gran. 2 fois par jour** Voir p. 143
Troubles hormonaux, allaitement, ménopause, troubles hépatiques ; **Infection, inflammation chronique, effet secondaire d'un traitement allopathique**	**Sueur axillaire et corporelle malodorante, peau d'aspect sale, surtout autour de la bouche**	↓Règles, changements de temps ↑Mouvement, activité physique	Peau très pigmentée, éruptions annulaires, stases veineuses, sensation de prolapsus	Se sent épuisée, surmenée, prend ses distances, aversion pour le sexe	***Sepia* 12DH 5 gran. 2 fois par jour** Voir p. 141
Infection, inflammation chronique, effet secondaire d'un traitement allopathique ; **Troubles hormonaux, allaitement, ménopause, troubles hépatiques**	**Transpiration malodorante, sueurs abondantes, sensation de chaleur brûlante, démangeaisons cutanées**	↓Matin, chaleur, chaleur du lit ↑Froid	Alternance entre constipation et diarrhées aqueuses nauséabondes, douleurs anales	Comportement souvent extroverti, éruptions cutanées sèches liées à des conflits psychiques	***Sulfur** *** 12DH 5 gran. 2 fois par jour** Voir p. 142

* *Remarque : aggravation initiale possible*

Baisse de libido chez la femme

Où ou pourquoi	Quoi	Comment	Ou encore	Par ailleurs	REMÈDE
Hypothyroïdie, erreurs diététiques, manque d'exercice, surpoids	**Absence de désir, aversion pour le sexe, n'a pas d'orgasmes**	↓Après avoir dormi, règles ↑Air frais	Humeur maussade, le travail n'avance pas, manque d'entrain	Refroidissements avec mucus épais et jaunâtre, éruptions cutanées malodorantes	***Graphites*** **12DH 5 gran. 2 fois par jour** Voir p. 126
Conflits psychiques, chagrin persistant, sentiment d'humiliation, irritation	**Sécheresse vaginale et douleurs lors des rapports, dégoût du sexe**	↓Matin, effort ↑Allongée, air frais	Ne peut pas faire son deuil du passé, veut qu'on la laisse seule et ne veut pas qu'on la réconforte	Tendance à la migraine, ne prend pas de poids malgré un appétit normal, peau d'aspect sale	***Natrum muriaticum*** **12DH 5 gran. 2 fois par jour** Voir p. 133
Surmenage psychologique, chagrin, soucis	**Absence de désir sexuel, pas d'orgasmes, faiblesse générale**	↓Froid, courants d'air, obscurité, avant ou pendant les règles ↑Chaleur	Humeur mélancolique, fatigue paralysante, faiblesse, doit faire un effort pour se mettre en route	Fuites urinaires, par ex. lors de la toux, aggravées par les événements psychiques	***Causticum*** **12DH 5 gran. 2 fois par jour** Voir p. 120
Surmenage, épuisement	**N'éprouve pas de plaisir, douleurs lors de l'orgasme**	↓Nuit, chaleur ↑Repos	Nerveuse, irritée, ne se sent pas en pleine possession de ses moyens, vite épuisée	Règles abondantes, a tendance aux carences en fer, frilosité, frissons, manque d'appétit	***Ferrum metallicum*** **12DH 5 gran. 2 fois par jour** Voir p. 125
Troubles hormonaux, règles, allaitement, ménopause	**Se sent surmenée et abusée, ne veut plus avoir de rapports, n'a pas d'orgasmes**	↓Froid, contact mouillé, changements de temps ↑Mouvement, activité physique	Indifférente vis-à-vis de son partenaire, prend ses distances, se sent continuellement agressée	Sensation de prolapsus, cystites, tendance aux fissures cutanées, sueur axillaire malodorante	***Sepia*** **12DH 5 gran. 2 fois par jour** Voir p. 141

Troubles prostatiques

→ **Vessie irritable, incontinence d'urine,** *voir p. 72*

Où ou pourquoi	Quoi	Comment	Ou encore	Par ailleurs	REMÈDE
Infection, inflammation de la prostate et des voies urinaires	**Besoin soudain d'uriner, miction difficile et douloureuse**	↓Nuit ↑Se plie en avant	Urines sombres, douleurs violentes, sensation de dilatation de la vessie, gouttes retardataires après miction	Convient à titre complémentaire dans le cadre d'une antibiothérapie	***Pareira brava*** **6DH 5 gran. 3 fois par jour** Voir p. 135
Infection, inflammation de la prostate et des voies urinaires	**Miction fréquente accompagnée de douleurs rétro-pubiennes cuisantes**	↓Froid	Inflammations récidivantes avec mucus dans les urines	Convient pour favoriser la guérison après une opération de la vessie ou de la prostate	***Populus*** **3DH 5 gran. 3 fois par jour** Voir p. 138
Prostatite, hypertrophie de la prostate	**Miction difficile accompagnée de douleurs piquantes, envie pressante d'uriner**	↓Après les rapports	Érections douloureuses, sacralgies après les rapports	Baisse de libido	***Sabal*** **3DH 5 gran. 3 fois par jour** Voir p. 139
Hypertrophie de la prostate, émotions telles que colère ou sentiment humiliation	**Besoin fréquent d'uriner, sensation de ne pas vider complètement sa vessie, excitation sexuelle rapide**	↓Nuit, froid, événements émotionnels, rapports	Crampes abdominales après événement émotionnel, coupures ayant tendance à laisser des cicatrices	Se sent blessé intérieurement, est très susceptible, rancunier	***Staphysagria*** **12DH 5 gran. 2 fois par jour** Voir p. 142
Hypertrophie de la prostate, émotions telles que chagrin ou peur	**Besoin constant d'uriner avec douleurs à la miction**	↓Nuit, matin de bonne heure, froid	Visage congestionné, vertiges, céphalées pulsatiles, oppression, hypertension artérielle	Alternance entre état dépressif et comportement agressif, manque de mémoire	***Aurum metallicum*** **12DH 5 gran. 2 fois par jour** Voir p. 116

Impuissance, baisse de libido chez l'homme

Où ou pourquoi	Quoi	Comment	Ou encore	Par ailleurs	REMÈDE
Surmenage psychique et physique	**Impuissance avec sensation de faiblesse après les rapports**	↓Effort	Se sent épuisé et mou, difficultés de concentration	Dos raide avec sensation de froid, tendance au lumbago	***Ginseng* 6DH 5 gran. 3 fois par jour** Voir p. 126
Surmenage psychique et physique, abus d'excitants (alcool et de tabac)	**Désir de relations sexuelles, dysfonction érectile, éjaculation précoce**	↓Alcool, café, sommeil ↑Soir	Séborrhée du cuir chevelu, peau grasse et d'aspect sale, inflammations cutanées, alopécie	Réservé, ne recherche pas la compagnie, humeur souvent maussade	***Selenium* 12DH 5 gran. 2 fois par jour** Voir p. 140
Abus d'excitants (tabac)	**Impuissance, absence de désir, pas d'érection**	↑Repos en cours de journée	Absence totale d'intérêt pour le sexe, vie affective comme refroidie	Démangeaisons dans la région génitale, sueur d'odeur douceâtre, piqûres d'insectes fréquentes	***Caladium* 3DH 5 gran. 3 fois par jour** Voir p. 117
Émotions, tels que chagrin ou soucis	**Excitation sexuelle rapide, mais peur de ne pas donner satisfaction en raison d'une érection insuffisante**	↓Chaleur, mouvement ↑Fraîcheur, en se couchant	Céphalées avec tête comme sur le point d'exploser, vertiges au moindre mouvement	Abattement, épuisement, faiblesse avec la sensation d'être paralysé	***Picricum acidum* 12DH 5 gran. 2 fois par jour** Voir p. 137
Surmenage, convalescence de maladie récente	**Sensation de quelque chose d'insurmontable, pas d'intérêt pour le sexe**	↓Lumière, bruit, froid ↑Chaleur	Ne parvient pas à se concentrer, comme abruti, vertiges, céphalées de tension	Se sent comme lessivé, grand besoin de repos et de sommeil	***Phosphoricum acidum* 12DH 5 gran. 2 fois par jour** Voir p. 136

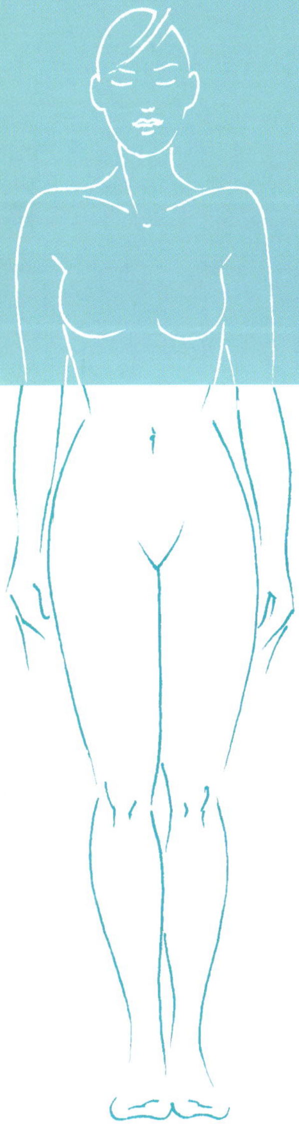

Appareil locomoteur

Mal de dos, contractures, douleurs articulaires : sous le terme générique d'« appareil locomoteur », vous trouverez ici des symptomatologies très disparates. Une fois trouvé le remède correspondant à vos symptômes, vous pourrez l'utiliser seul à chaque fois que les troubles surviendront ou en complément d'un traitement conventionnel prescrit par votre médecin.

Articulations

L'**arthrite**, l'**arthrose** et la **sensibilité aux changements de temps** font partie des principaux troubles pouvant affecter les articulations, mais il en existe beaucoup d'autres. L'appareil locomoteur est un ensemble constitué de muscles, de tendons, de ligaments et d'os. C'est aussi cette configuration-là qu'on retrouve dans nos articulations. Qui ne connaît pas ces douleurs articulaires, souvent assimilées à des rhumatismes, extrêmement courantes. Elles s'accompagnent généralement d'une réduction de la mobilité. Beaucoup s'en plaignent lorsque le temps change ou quand il fait froid et humide. Mais les douleurs articulaires peuvent également se faire sentir aux endroits où le cartilage est abîmé. Les personnes âgées sont bien sûr les principales touchées en raison du phénomène d'usure. L'homéopathie peut s'avérer très utile pour soulager ces douleurs, notamment en cas d'inflammation.

Dos, nuque, épaules, membre supérieur

Mal de dos, **raideur de la nuque**, **cervico-brachialgie**, **contractures musculaires**, **lumbago** et **sciatique** : autant de troubles dont nous souffrons tous à des degrés divers et à intervalles plus ou moins réguliers. Le mal de dos est la maladie du siècle. Même les écoliers s'en plaignent. Les contractures opiniâtres font, elles aussi, partie du quotidien de beaucoup d'entre nous. Ces troubles sont souvent dus à des mouvements répétitifs, à des mauvaises positions et au manque d'exercice. Mais, il arrive aussi fréquemment qu'ils soient liés à des problèmes d'ordre psychique.

Os

L'**ostéoporose** est une maladie très fréquente chez les personnes âgées. Elle entraîne des fractures - notamment au niveau des vertèbres et du col du fémur. La

« bosse de bison » est le principal signe d'une ostéoporose avancée. En plus du sport et d'une alimentation équilibrée, l'homéopathie peut s'avérer très utile dans ce cas, y compris à titre préventif. Il est conseillé de prendre un remède contre l'ostéoporose sous forme de cure dès les premiers signes de ménopause, période marquée par des bouleversements hormonaux majeurs. Cela vaut d'ailleurs également pour les hommes. L'homéopathie aide à réguler le métabolisme calcique.

Les **affections rachidiennes** sont souvent très douloureuses. Peut-être avez-vous déjà fait l'expérience d'une hernie discale et vous en avez certainement gardé un très mauvais souvenir. Dans ce cas, l'homéopathie convient parfaitement à titre complémentaire, c'est-à-dire une fois le traitement classique terminé, afin de stabiliser la colonne et les disques.

Les enfants souffrent eux aussi de douleurs osseuses, mais celles-ci sont généralement d'une autre nature puisque liées à la croissance. On les désigne d'ailleurs souvent par le terme de **douleurs de croissance**.

Membres inférieurs

L'agitation constante des jambes accompagnée de douleurs ou de paresthésies est appelée par les médecins syndrome des jambes sans repos ou, plus généralement, polyneuropathie. La cause de cette affection est généralement impossible à déterminer. Voyez dans le tableau afférent lequel des remèdes préconisés correspond le mieux à vos symptômes.

Au sommaire de ce chapitre

Douleurs articulaires (arthrite, arthrose), rhumatismes, sensibilité aux changements de temps

Où ou pourquoi	Quoi	Comment	Ou encore	Par ailleurs	REMÈDE
Inflammation suraiguë	**L'articulation est rouge, pâteuse, gonflée, douleurs perçantes**	↓Chaleur, contact ↑Applications froides, air frais	Agitation, ne tient pas en place, absence de soif	Convient en cas de crise de goutte aiguë, hallux valgus, de bursite	***Apis mellifica**** **8DH 5 gran. 3 fois par jour** Voir p. 114
Inflammation suraiguë	**Gonflement articulaire ave sensation de chaleur et besoin de rafraîchissement**	↓Applications chaudes, mouvement ↑Applications froides	Sensation de brûlure dans les mains et les pieds, hyperuricémie, tophus	Convient en cas de plaies par piqûre, de piqûres d'insecte, d'œil « au beurre noir »	***Ledum**** **6DH 5 gran. 3 fois par jour** Voir p. 131
Usure, ménopause	**Douleurs dans les articulations des doigts et des orteils avec raideur, survenant par accès**	↓Nuit, froid, avant les règles ↑Applications chaudes	Craquement des articulations lors des mouvements	Convient en cas de règles douloureuses et durant la ménopause	***Caulophyllum*** **6DH 5 gran. 3 fois par jour** Voir p. 119
Usure, changement de temps	**Douleurs spasmodiques, déchirantes ou tiraillantes dans les hanches et les genoux**	↓Nuit, changement brutal de temps, humidité ↑Repos, position allongée	Réduction de la mobilité, démarche boitillante	Dorsalgies (y compris spondylarthrite ankylosante), contractures musculaires (démarche instable)	***Harpagophytum*** **6DH 5 gran. 3 fois par jour** Voir p. 127
Usure, changement de temps	**Douleurs tiraillantes dans les articulations des doigts et des orteils, névralgies**	↓Nuit, changement brutal de temps ↑Mouvement, applications chaudes	Fourmillements dans les jambes, douleurs osseuses	Douleurs barométriques caractéristiques, ressent tout changement de temps	***Rhododendron*** **6DH 5 gran. 3 fois par jour** Voir p. 138

** Posologie d'attaque : prendre 4 ou 5 fois le 1er et le 2e jour*

Dorsalgies, contractures musculaires, lumbago

→ **Ténosynovite, cervico-brachialgie,** *voir p. 88*

Où ou pourquoi	Quoi	Comment	Ou encore	Par ailleurs	REMÈDE
Hypersensible au froid et au fait d'être mouillé, changements de saison	**Muscles durs et endoloris, membres comme courbatus, sensation de froid**	↓Froid, contact mouillé ↑Chaleur	Alternance marquée entre diarrhée et rhumatisme, asthme avec éruption cutanée	Grande susceptibilité aux infections des voies respiratoires et des voies urinaires	***Dulcamara**** **6DH 5 gran. 3 fois par jour** Voir p. 123
Contractures musculaires après avoir été mouillé et au surmenage physique	**Douleurs tiraillantes, sensation de luxation au début du mouvement, diminuant ensuite**	↓Temps froid et humide, repos ↑Chaleur, mouvement	Rhumatismes musculaires, tendineux et articulaires, sciatique	Convient en cas de blessure (sportive) avec élongation, claquage, contusion	***Rhus toxicodendron*** **12DH 5 gran. 2 fois par jour** Voir p. 138
Phénomène d'usure, surmenage	**Douleurs musculaires et dorsales tiraillantes, spasmodiques**	↓Soir, station debout prolongée	Douleurs sur toute la longueur de la colonne vertébrale, usure des disques intervertébraux	Douleurs rhumatismales avec réduction de la mobilité	***Paloondo*** **6DH 5 gran. 3 fois par jour** Voir p. 135
Alimentation malsaine et mauvaise hygiène de vie et alimentaire, sédentarité	**Contractures musculaires douloureuses dans la région de la nuque, des épaules et du dos**	↓Matin, froid, mouvement ↑Chaleur, applications chaudes	Ne peut pas se retourner dans son lit à cause des douleurs	Vie mouvementée, tension intérieure, semble surmené et stressé	***Nux vomica**** **6DH 5 gran. 3 fois par jour** Voir p. 134
Événements émotionnels, tels qu'irritation ou stress, changements de temps	**Douleurs perçantes, tout mouvement est évité, muscles comme raidis**	↓Mouvement, contact, changements brusques de temps ↑Sueurs, repos	Céphalées lancinantes, inflammation aiguë des articulations et des gaines tendineuses	Irrité, bourru, veut qu'on le laisse en paix	***Bryonia**** **6DH 5 gran. 3 fois par jour** Voir p. 117

** Posologie d'attaque : prendre 4 ou 5 fois le 1er et le 2e jour*

Ténosynovite, tennis-elbow, cervico-brachialgie

→ Contusions, entorses, claquages, blessures sportives, *voir p. 106*

Où ou pourquoi	Quoi	Comment	Ou encore	Par ailleurs	REMÈDE
Tendinite au décours	**Douleurs tiraillantes le long des tendons, réduction de la mobilité**	↓Temps lourd, alcool, abus de café ↑Air frais, rafraîchissement	Varices et phlébites, douleurs cicatricielles, ongles fragiles et friables	Convient en cas de maladie de Dupuytren	***Fluoricum acidum*** **12DH 5 gran. 2 fois par jour** Voir p. 125
Irritation des tendons et des ligaments en raison d'une sollicitation unilatérale (tennis, golf), blessure	**Sensation de raccourcissement des tendons, douleurs avec impression d'être courbatu**	↓Froid, contact mouillé ↑Mouvement prudent	Processus inflammatoires chroniques persistants, inflammation du tendon d'Achille	Tennis-elbow, douleurs dans la main, liées à la pratique du golf, «doigts à ressort»	***Ruta*** **6DH 5 gran. 3 fois par jour** Voir p. 139
Irritation des tendons et des ligaments, liée à l'humidité et au surmenage physique	**Douleurs au début du mouvement, comme s'il y avait luxation, puis disparaissant progressivement**	↓Temps froid et humide, repos ↑Chaleur, mouvement	Rhumatismes musculaires, tendineux et articulaires, sciatique	Convent en cas de blessure (sportive) avec élongation, claquage, contusion	***Rhus toxicodendron*** **12DH 5 gran. 2 fois par jour** Voir p. 138
Surmenage, phénomène d'usure, printemps et automne	**Douleurs dans la nuque, les épaules et le long de la colonne vertébrale, sensation de luxation**	↓Mouvement, froid	Douleurs jusque dans les doigts, douleurs névralgiques, cuir chevelu sensible	Céphalées, migraines liées à des troubles rachidiens	***Lachnanthes*** **6DH 5 gran. 3 fois par jour** Voir p. 131
Phénomènes d'usure, printemps et automne	**Douleurs plutôt du côté gauche avec sensation d'engourdissement, irradiant vers la droite**	↑3 h du matin, matin, mouvement	Névralgies dans le bras (gauche) avec fourmillements, raideurs musculaires et articulaires	Convient aussi en cas de ténosynovite	***Hedera helix*** **6DH 5 gran. 3 fois par jour** Voir p. 127

Sciatique, traitement adjuvant des hernies discales

➜ Syndrome des jambes sans repos, polyneuropathie, *voir p. 91*

Où ou pourquoi	Quoi	Comment	Ou encore	Par ailleurs	REMÈDE
Surmenage, événements émotionnels, tels qu'irritation ou colère	Douleurs tiraillantes spasmodiques et soudaine dans la jambe, comme prise dans un étau	↓Soir, mouvement, secousses ↑En repliant la jambe	Douleurs, y compris d'aggravation périodique et avec paresthésies	Agitation, irritation, s'emporte pour un rien	***Colocynthis* 6DH 5 gran. 3 fois par jour** Voir p. 122
Après avoir été mouillé et surmenage physique	Douleurs coupantes, perçantes, ressenties jusque dans les orteils	↓Mouvement, temps froid et très humide ↑Chaleur, en ramenant le genou vers la poitrine	La jambe est comme engourdie, crampes musculaires douloureuses, fourmillements	Convient en cas de lumbago et de sciatique	***Gnaphalium* 6DH 5 gran. 3 fois par jour** Voir p. 126
Après avoir été mouillé et surmenage physique, hernies discales	Douleurs tiraillantes, sensation de raideur en début de mouvement, diminuant ensuite	↓Temps froid et humide, repos ↑Chaleur, mouvement	Ne tient pas en place, rhumatismes musculaires, tendineux et articulaires	Convient en cas de blessure sportive avec élongation, claquage ou contusion, tennis-elbow	***Rhus toxicodendron* 12DH 5 gran. 2 fois par jour** Voir p. 138
Surmenage, hernies discales traitées chirurgicalement, suites de blessures	Hématome étendu, douleurs et tuméfaction dans la région blessée	↓Contact, mouvement ↑Repos	Suites de peur et de choc, veut qu'on le laisse seul	Hypertension artérielle, troubles de l'irrigation sanguine, varices avec ulcère variqueux	***Arnica montana* 6DH 5 gran. 3 fois par jour** Voir p. 115
Suites de blessures, lésions nerveuses dues à une maladie métabolique	Engourdissement des jambes, froid, douleurs ressenties comme des décharges électriques	↓Contact, froid	Troubles névralgiques, douleurs rachidiennes	Céphalées, sensation d'abrutissement	***Hypericum** *** 6DH 5 gran. 3 fois par jour** Voir p. 128

** Conseil d' utilisation : peut aussi être pris en association avec l' un des autres remèdes mentionnés*

Prévention de l'ostéoporose, douleurs ostéoporotiques, troubles vertébraux, douleurs coccygiennes et douleurs de croissance

Où ou pourquoi	Quoi	Comment	Ou encore	Par ailleurs	REMÈDE
Faiblesse du tissu osseux et du tissu conjonctif, ostéoporose, douleurs de croissance	**Douleurs dans la colonne vertébrale ainsi que dans les os et les articulations**	↓Froid, changements de temps ↑Temps chaud, air frais	Troubles rachidiens (maladie de Scheuermann), fractures, après une hernie discale	Prévention du rachitisme chez l'enfant, difficultés de concentration et céphalées	***Calcarea phosphoricum*** **12DH 5 gran. 2 fois par jour** Voir p. 118
Faiblesse du tissu osseux et du tissu conjonctif, prévention de l'ostéoporose	**Douleurs musculaires, faiblesse du rachis, fracture des chevilles et des poignets**	↓Froid, temps froid ↑Chaleur, applications chaudes	Mains et pieds froids et moites, durillons douloureux, ouverture spontanée de cicatrices anciennes	Épuisement rapide, peur de l'échec, manque de confiance en soi	***Silicea*** **12DH 5 gran. 2 fois par jour** Voir p. 141
Phénomène d'usure, manque d'exercice	**Sacralgies et dorsalgies profondes avec sensation de pesanteur**	↓Matin, manque d'exercice, chaleur ↑Froid, air frais	Sensation de tension et de pesanteur dans les jambes, varicosités, hémorroïdes, constipation	Convient aussi en cas de troubles veineux et rachidiens liés à la grossesse	***Aesculus*** **6DH 5 gran. 3 fois par jour** Voir p. 112
Phénomène d'usure, surmenage	**Myalgies et dorsalgies tiraillantes et spasmodiques**	↓Soir, station debout prolongée ↑Chaleur	Douleurs dans l'ensemble de la colonne vertébrale, usure des disques intervertébraux	Rhumatismes articulaires avec réduction de la mobilité	***Paloondo*** **6DH 5 gran. 2 fois par jour** Voir p. 135
Blessure (chute, coup)	**Douleurs coccygiennes**	↓Soir, position assise, contact	Ongles cassants et fendus, peau sèche sur la face antérieure du tibia	Convient aussi en cas d'épine calcanéenne	***Castor equi*** **8DH 5 gran. 3 fois par jour** Voir p. 119

Syndrome des jambes sans repos, sciatiques, suites d'intervention sur hernie discale

Où ou pourquoi	Quoi	Comment	Ou encore	Par ailleurs	REMÈDE
Froid, courants d'air, émotions (choc, peur)	**Douleurs soudaines, vives et lancinantes, sensation d'engourdissement, fourmillements**	↓Soir, nuit, contact, froid ↑Sueurs	Douleurs insupportables, peau pâle ou rouge, très chaude au toucher	Anxiété, agitation intérieure, grande soif de boissons froides	***Aconitum* 6DH** **5 gran. 3 fois par jour** Voir p. 112
Stress, irritation, surmenage, erreurs diététiques (nourriture, alcool)	**Jambes sans repos, névralgies**	↓Froid, contact, effort ↑Soir, en mangeant, mouvement	Faiblesse des membres avec tremblements, grincement des dents, frayeurs nocturnes	Agitation nerveuse avec épuisement, insomnie, tension intérieure	***Zincum metallicum* 12DH 5 gran. 2 fois par jour** Voir p. 145
Erreurs diététiques (nourriture, alcool, tabac), troubles circulatoires	**Douleurs vives avec coloration blanc bleuâtre de la peau, fourmillements, sensation de brûlure**	↓Mouvement, contact, chaleur	Céphalées avec vertiges, crampes musculaires, aussi dans les doigts et les orteils, fourmillements	Syndrome du canal carpien avec fourmillements dans les doigts, troubles circulatoires	***Secale cornutum** * **6DH** **5 gran. 3 fois par jour** Voir p. 140
Erreurs diététiques (nourriture, alcool, tabac), troubles de l'irrigation sanguine	**Douleurs piquantes dans les jambes, fourmillements, sensation de froid**	↓Froid, fait de marcher longtemps	Rhumatismes rachidiens, surtout dans la région lombo-sacrée	Oppression thoracique et constriction cardiaque, lourdeurs d'estomac avec renvois	***Espeletia* 6DH** **5 gran. 3 fois par jour** Voir p. 124 Indisponible en France
Blessures, lésions nerveuses dues à une maladie métabolique	**Engourdissements des jambes, froid, douleurs ressenties comme des décharges électriques**	↓Contact, froid	Névralgies, céphalées, engourdissement, suite à des traumatismes cervicaux	Convient en cas de syndrome du canal carpien avec fourmillements dans les doigts	***Hypericum** * **6DH** **5 gran. 3 fois par jour** Voir p. 128

** Conseil d'utilisation : peut aussi être pris en association avec l'un des autres remèdes mentionnés*

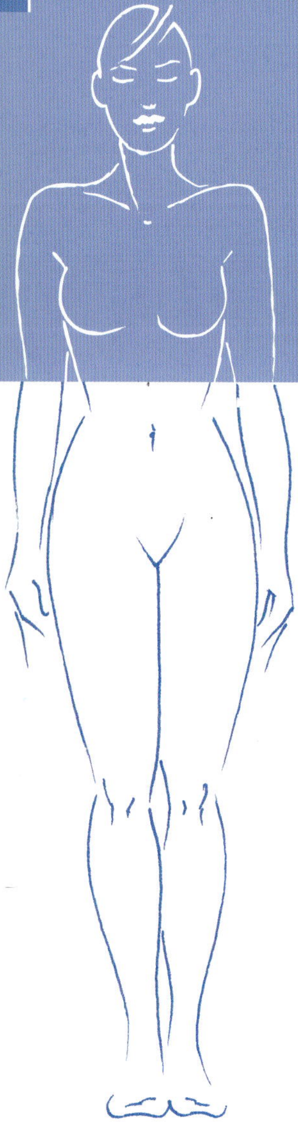

Peau, cheveux, ongles

Penser la peau comme reflet de l'âme est déjà un début de traitement. De fait, les maladies de cet organe ont souvent une origine psychique. En réalité, l'homéopathie traite la peau, les cheveux et les ongles au sens propre du terme « de l'intérieur vers l'extérieur » ; elle ne supprime pas les symptômes, mais au contraire, les régularise et les équilibre.

Acné, impuretés cutanées, boutons

Les impuretés cutanées peuvent avoir plusieurs causes. Certaines personnes y sont prédisposées de par leur hérédité, mais l'alimentation en est aussi souvent en grande partie responsable. Par ailleurs, la peau est généralement très sensible aux changements hormonaux. C'est pourquoi les adolescents sont particulièrement concernés par ce problème, qui se manifeste chez eux sous forme d'**acné**. À la ménopause, qui est également une période de bouleversements, il n'est pas rare que les **boutons** réapparaissent.

Réactions cutanées allergiques, urticaire

Les éruptions cutanées pruriantes ont souvent plusieurs facteurs déclenchants. L'homéopathie permet de combattre efficacement les symptômes, mais il est important pour cela que vous preniez votre remède non seulement durant la phase aiguë, mais aussi pendant les quelques semaines qui suivent la disparition de la **réaction cutanée allergique**.

Éruptions cutanées, inflammations, eczéma, crevasses

Les **inflammations cutanées**, comme l'**eczéma**, sont des affections qui nécessitent un examen médical. Une fois le diagnostic établi, l'homéopathie permet d'accélérer la guérison de la peau.

Éruptions vésiculeuses

Si vous constatez l'apparition sur votre corps ou sur votre visage de plusieurs **vésicules** groupées, il faut impérativement consulter un médecin ! Ces affections cutanées sont souvent très contagieuses. Malgré tout, l'homéopathie peut s'avérer, là aussi, très utile. De même pour l'**herpès labial**. Grâce à l'homéopathie, vous échapperez non seulement à la tuméfaction aiguë et aux douleurs, mais vos crises seront moins fréquentes et il se peut même qu'elles finissent par disparaître complètement.

Verrues

Les **verrues** sont un sujet largement débattu. Il faut partir du principe que plus elles sont dures et rugueuses, plus le traitement sera long à faire effet. Mais même les verrues les plus résistantes peuvent être éliminées au moyen de l'homéopathie. C'est souvent chez les enfants qu'on obtient les meilleurs résultats.

Rides, ridules, cellulite

Comme tout organe, la peau est exposée aux facteurs environnementaux et au stress, qui peuvent entraîner une usure prématurée. En prenant le bon remède, vous favoriserez la régénération de votre peau.

Alopécie, canitie précoce, pellicules

Des cheveux sains sont signe de bonne santé intérieure. Aussi tout problème concernant le cuir chevelu ou la croissance capillaire justifie-t-il un traitement interne.

Inflammation de la matrice unguéale, onychomycose, troubles de la croissance des ongles

La **mycose de l'ongle** est souvent à l'origine d'une **inflammation** récurrente **de la matrice unguéale**, affection qui se traite par l'administration de médicaments puissants. Pour éviter d'en arriver là, prenez soin de vos ongles et recourrez à un remède homéopathique pour prévenir des champignons.

Au sommaire de ce chapitre

Peau

Cheveux

Ongles

Acné, impuretés cutanées, boutons

Où ou pourquoi	Quoi	Comment	Ou encore	Par ailleurs	REMÈDE
Puberté	**Visage, poitrine, dos et aisselles couverts de pustules**	↓Règles	Douleurs occipitales et cervicales, règles prématurées, foncées et contenant des caillots	Convient en cas d'acné juvénile chez l'adolescente	***Juglans regia*** **6DH 5 gran. 3 fois par jour** Voir p. 129
Puberté, abus d'excitants (tabac et alcool)	**Comédons, gros boutons enkystés, purulents et douloureux**	↓Chaleur ↑Air frais	Impuretés cutanées, inflammation guérissant difficilement, boutons longtemps actifs	Ganglions cervicaux gonflés et douloureux, a tendance aux infections avec angine	***Sulfur iodatum*** **12DH 5 gran. 2 fois par jour** Voir p. 143
Troubles hormonaux, règles, puberté	**Inflammations sombres, dures et souvent enkystées, pouvant s'enfoncer profond dans le derme**	↓Durant les règles	Acné sur le visage, la poitrine et le dos, les boutons deviennent confluents	Pustules enkystées ayant tendance à laisser des cicatrices, cicatrices dures avec démangeaisons	***Kalium bromatum*** **6DH 1 compr. 3 fois par jour** Voir p. 129
Troubles hormonaux, troubles hépatiques, consommation de poisson et de fruits de mer	**Comédons, boutons, vésicules autour de la bouche, sur le menton et sur les lèvres**	↓Règles, changements de temps ↑Mouvement, activité physique	Visage très pigmenté, peau crevassée, sueur axillaire malodorante, sensation de prolapsus	Se sent surmené, abusé, prend ses distances par rapport à son partenaire, aversion pour le sexe	***Sepia*** **12DH 5 gran. 2 fois par jour** Voir p. 141
Troubles hormonaux, règles, ménopause	**Comédons, pustules et boutons sur peau sensible (changements hormonaux)**	↓Nuit, pièce chaude, nourriture grasse, froid aux pieds, règles	Alternance marquée des troubles, aussi bien au plan physique qu'au plan psychique	Humeur changeante, capricieux, ne veut pas qu'on la laisse seule	***Pulsatilla*** **12DH 5 gran. 2 fois par jour** Voir p. 138

Réactions cutanées allergiques, urticaire, réactions d'intolérance

Où ou pourquoi	Quoi	Comment	Ou encore	Par ailleurs	REMÈDE
Causes souvent impossibles à déterminer	Peau rouge, pâteuse, tuméfiée, grosses papules, douleurs perçantes	↓Chaleur, contact ↑Compresses froides, air frais	Agitation, ne tient pas en place, absence de soif, sensation de chaleur cutanée	Convient en cas d'œdème de Quincke avec gonflement des paupières ainsi que des joues	***Apis mellifica**** **8DH 5 gran. 3 fois par jour** Voir p. 114
Contact avec des animaux marins, consommation de fruits de mer	Nombreuses petites inflammations cutanées comme après avoir touché des feuilles d'ortie	↓Humidité, contact mouillé, contact ↑Chaleur	Rhumatismes articulaires liés à une hyperuricémie	Convient en cas de réaction d'intolérance aux moules	***Urtica urens**** **6DH 5 gran. 3 fois par jour** Voir p. 144
Consommation de fruits de mer, chaleur, surexposition au soleil, conflits psychiques	Boutons remplis de sécrétion irritante, entourés d'un halo rouge, enflammés et tuméfiés	↓Matin, effort ↑Allongé, air frais	Peau grasse dans la région du nez et du menton, lèvres fissurées, tendance à l'herpès labial	Ruminations, migraines, pas de prise de poids malgré un bon appétit	***Natrum muriaticum*** **12DH 5 gran. 2 fois par jour** Voir p. 133
Stress, irritation, traitement allopathique, erreurs diététiques	Urticaire, inflammation cutanée de type acnéique avec boutons, démangeaisons	↓Froid, matin ↑Chaleur	Aime les excitants (le tabac et l'alcool), tension intérieure, spasmes de la gorge et vomissements matinaux	Convient en cas d'intolérance à un produit cosmétique ou un médicament	***Nux vomica**** **6DH 5 gran. 3 fois par jour** Voir p. 134
Intolérance alimentaire, erreurs diététiques, voyage	Éruption cutanée avec érubescence, boutons, démangeaisons, selles nauséabondes	↓Tabagisme, diarrhée ↑Jeûne	Inappétence, fatigue, baisse générale des performances, troubles digestifs	Pour régénérer la flore intestinale, éruptions cutanées aggravées par la diarrhée	***Okoubaka** 3DH** **5 gran. 3 fois par jour** Voir p. 135

** Posologie d' attaque : prendre 4 ou 5 fois par jour le 1er et le 2e jour*

Éruptions cutanées, inflammations cutanées, eczéma, crevasses

Où ou pourquoi	Quoi	Comment	Ou encore	Par ailleurs	REMÈDE
Infection, froid, courants d'air	**Inflammations cutanées purulentes avec douleurs au toucher**	↓Contact, air froid ↑Applications chaudes	Sécrétions aigres sentant le fromage : mucus, sueur, pus	Tendance à la sinusite et à la toux avec mucus épais compact et jaunâtre, se détachant difficilement	***Hepar sulfur*** **12DH 5 gran. 2 fois par jour** Voir p. 128
Hypothyroïdie, retarde de croissance, erreurs diététiques, surpoids	**Eczéma suintant, sécrétions jaunâtres, malodorantes et collantes, démangeaisons**	↓Chaleur, grattage, en se lavant, règles ↑Air frais	Peau sèche, rugueuse et crevassée, inflammation persistante, fissures, ongles cornés	En cas de croûtes de lait, de prurigo, d'érythème fessier, surpoids, humeur maussade	***Graphites*** **12DH 5 gran. 2 fois par jour** Voir p. 126
Émotions, telles qu'irritation ou peur, faiblesse immunitaire, épuisement, en hiver	**Éruptions cutanées suintantes et malodorantes ou avec fissures et saignements**	↓Temps froid, règles ↑Chaleur, temps sec	Inflammations des zones de transition entre peau et muqueuse (nez, bouche, anus)	En cas de crevasses au bout des doigts, sur les lobes des oreilles, nausées et vertiges en voiture	***Petroleum*** **6DH 5 gran. 3 fois par jour** Voir p. 136
Infection, inflammation aiguë, réaction allergique, par ex. à une lessive	**Peau très enflammée, suintante ou sèche, avec démangeaisons violentes**	↓Chaleur	Épuisement général, rhume des foins	Convient en cas de rhumatismes articulaires et rachidiens inflammatoires	***Cardiospermum*** **3DH 5 gran. 3 fois par jour** Voir p. 119
Infection, inflammation chronique, après un traitement prolongé à base de cortisone	**Peau sèche, desquamée et rouge, démangeaisons, sueur malodorante**	↓Matin, chaleur, chaleur du lit ↑Froid	Sensation de chaleur, alternance entre diarrhées nauséabondes et constipation, douleurs anales	Éruptions cutanées, maladies métaboliques, troubles hépatiques, hémorroïdes, varices	***Sulfur******* **12DH 5 gran. 1 fois par jour** Voir p. 142

Éruptions vésiculeuses (herpès labial, zona)

Où ou pourquoi	Quoi	Comment	Ou encore	Par ailleurs	REMÈDE
Humidité et surmenage physique, infection, fièvre : herpès labial, zona	**Petites vésicules, isolées ou groupées, douleurs pruriantes et cuisantes**	↓Temps froid et humide, repos ↑Chaleur, mouvement	Vésicules qui éclatent, liquide clair, besoin irrépressible de bouger	Douleurs rhumatismales, raideur au début du mouvement, diminuant progressivement	***Rhus toxicodendron*** **12DH 5 gran. 2 fois par jour** Voir p. 138
Zona, inflammation suraiguë	**Vésicules suintantes avec douleurs cuisantes et térébrantes**	↓Froid, air froid, contact ↑Plein air	Névralgies intenses et persistantes, guérison cutanée accompagnée de démangeaisons	Convient en cas de névralgies constantes, y compris lorsqu'il s'agit de complications tardives	***Mezereum**** **12DH 5 gran. 2 fois par jour** Voir p. 133
Zona, suite d'inflammation, névrite	**Vésicules formant des croûtes en séchant, douleurs piquantes et lancinantes**	↓Froid, changements de temps, contact ↑Transpiration	Troubles rhumatismaux, douleurs tiraillantes et déchirantes, névralgies et névrites	Névralgies secondaires à un zona ou un zona facial, inflammation oculaire	***Ranunculus**** **6DH 5 gran. 3 fois par jour** Voir p. 138
Conflits psychiques, chaleur, surexposition au soleil : herpès labial	**Boutons enflammés, gonflés, entourés d'un halo rouge et contant une sécrétion irritante**	↓Matin, effort ↑Allongé, air frais	Peau grasse dans la région du nez et du menton, lèvres fissurées, a tendance à l'herpès labial	Ruminations, migraines, pas de prise de poids malgré un bon appétit	***Natrum muriaticum*** **12DH 5 gran. 2 fois par jour** Voir p. 133
Troubles hormonaux, troubles hépatiques, consommation de fruits de mer : herpès labial	**Vésicules labiales, éruptions vésiculeuses autour de la bouche, impuretés cutanées**	↓Règles, changements de temps ↑Mouvement, activité physique	Visage très pigmenté, peau crevassée, sueur axillaire malodorante, sensation de prolapsus	Se sent surmené, est indifférent vis-à-vis de son partenaire, aversion pour le sexe	***Sepia*** **12DH 5 gran. 2 fois par jour** Voir p. 141

** Conseil d' utilisation : prendre pendant 3 semaines*

Verrues

Où ou pourquoi	Quoi	Comment	Ou encore	Par ailleurs	REMÈDE
Mains, plante des pieds	**Verrues planes, dures et kératinisées, callosités douloureuses sur les mains et les pieds**	↓Aliments acides, vin, températures extrêmes ↑Repos	Durillons, tendance aux onychomycoses, ongles cornés et fendus	Convient en cas de verrues plantaires	***Antimonium crudum*** **12DH 5 gran. 2 fois par jour** Voir p. 114
Mains, visage	**Verrues dures, crénelées et crevassées, se fendent et saignent**	↓Froid, courants d'air, petit matin, avant et pendant les règles ↑Chaleur	Peau sèche, desquamée et crevassée, eczéma, mauvaise guérison des plaies	Convient en cas de cicatrices, y compris par ébouillantage ou brûlure	***Causticum*** **12DH 5 gran. 2 fois par jour** Voir p. 120
Mains, pieds, visage	**Petites verrues planes de la couleur de la peau, groupées, molluscums**	↓Effort	Verrues n'ayant pas tendance à se kératiniser	Convient en cas de molluscums, de verrues juvéniles chez l'adolescente lors de la puberté	***Ferrum picricum*** **6DH 5 gran. 3 fois par jour** Voir p. 125
Visage, orifices	**Grosses verrues crevassées, saignant légèrement, douleurs intenses et localisées**	↓Soir, nuit, humidité	Peau crevassée et inflammations sur les lèvres, à la commissure des lèvres et sur l'anus, sueur aigre	Susceptibilité aux refroidissements, a tendance aux infections urinaires, très angoissé au sujet de la santé	***Nitricum acidum*** **12DH 5 gran. 2 fois par jour** Voir p. 134
Ensemble du corps	**Grosses verrues brunâtres pédonculées, isolées ou groupées**	↓Orage, tempête, humidité, brouillard	Peau grasse et moite, polypes dans l'utérus et l'intestin, troubles articulaires	Toujours pressé, court dans tous les sens, hyperactivité cérébrale, peur de l'avenir, peur de l'échec	***Thuya*** **12DH 5 gran. 2 fois par jour** Voir p. 144

Dans le schéma, des flèches croisées relient aussi « Mains, plante des pieds » à « Verrues dures… » et « Mains, visage » à « Verrues planes… », ainsi que « Visage, orifices » à « Grosses verrues brunâtres… » et « Ensemble du corps » à « Grosses verrues crevassées… ».

Rides, ridules, cellulite

Où ou pourquoi	Quoi	Comment	Ou encore	Par ailleurs	REMÈDE
Faiblesse du tissu osseux et du tissu conjonctif	**Rides en damier sous les paupières, accélération des rides**	↓Temps chaud et humide, froid, changements de temps ↑Chaleur, en mangeant	Relâchement général du tissu conjonctif, troubles de la croissance des ongles	Convient pour le traitement des cicatrices	***Calcarea fluorica*** **12DH 5 gran. 2 fois par jour** Voir p. 118
Faiblesse du tissu osseux et du tissu conjonctif	**Nombreuses ridules, pâtes d'oies, perte d'élasticité du tissu conjonctif**	↓Froid, temps froid ↑Chaleur, applications chaudes	Cicatrices douloureuses, douleurs musculaires avec sensation de faiblesse dans la colonne vertébrale	Mains et pieds froids et moites, durillons douloureux	***Silicea*** **12DH 5 gran. 2 fois par jour** Voir p. 141
Troubles métaboliques, erreurs diététiques, manque d'exercice	**Tissu comme gonflé, pâteux, formant des capitons à la moindre pression**	↓Effort, froid, humidité ↑Temps sec, chaleur	Prédilection pour les aliments à base d'œufs et les mets sucrés, peut difficilement y renoncer malgré le surpoids	Performances médiocres, souvent anxieux, timide, constamment enrhumé	***Calcarea carbonica*** **12DH 5 gran. 2 fois par jour** Voir p. 118
Hypothyroïdie, troubles métaboliques, manque d'exercice	**Peau comme épaissie, coriace, rides profondes, susceptibilité aux inflammations, surpoids**	↓Après avoir dormi, règles ↑Air frais	Peau rêche, crevassée, fissures, ongles cornés, a tendance aux cicatrices chéloïdes	Humeur maussade, le travail n'avance pas, manque d'élan intérieur	***Graphites*** **12DH 5 gran. 2 fois par jour** Voir p. 126
Troubles métaboliques, stases lymphatiques, y compris suite à une intervention chirurgicale	**Tissu comme gorgé d'eau, pâteux au toucher**	↓Matin, humidité, brouillard, froid ↑Chaleur	Toux grasse, diarrhées matutinales, douleurs musculaires et articulaires	Irritation, céphalées après un accident vieux de plusieurs années	***Natrum sulfuricum*** **12DH 5 gran. 2 fois par jour** Voir p. 134

Problèmes capillaires (alopécie, canitie précoce, pellicules)

Où ou pourquoi	Quoi	Comment	Ou encore	Par ailleurs	REMÈDE
Suites d'une maladie générale	**Alopécie diffuse ou calvitie circulaire, canitie précoce**	↓Fin d'après-midi, chaleur, temps lourd ↑Air frais, fraîcheur	Vite rassasié malgré une faim intense, attirance pour les aliments sucrés et chauds, ballonnements	Trous de mémoire, manque de confiance en soi, ne supporte pas qu'on le contredise	***Lycopodium* 12DH 5 gran. 2 fois par jour** Voir p. 131
Épuisement, suites d'une maladie générale	**Démangeaisons du cuir chevelu, beaucoup de pellicules, calvitie circulaire**	↓ Vers minuit, froid ↑Chaleur, boissons chaudes	Soif intense, dégoût provoqué par les odeurs de nourriture, tendance aux diarrhées	Agitation intérieure avec anxiété, y compris au sujet de la santé, tendance au perfectionnisme	***Arsenicum album* 12DH 5 gran. 2 fois par jour** Voir p. 115
Épuisement, conflits psychiques	**Canitie précoce, chute des poils de la barbe**	↓Lumière, bruit, froid ↑Chaleur	Ne parvient pas à se concentrer, comme abruti, vertige, céphalées de tension	Se sent comme lessivé, grand besoin de repos et de sommeil	***Phosphoricum acidum* 12DH 5 gran. 2 fois par jour** Voir p. 136
Conflits psychiques	**Calvitie totale, pellicules, chute des cils et des sourcils**	↓ Nuit, froid, événements émotionnels, rapports sexuels	Crampes abdominales après émotions, coupures ayant tendance à laisser des cicatrices	Se sent blessé intérieurement, est très susceptible, rancunier	***Staphysagria* 12DH 5 gran. 2 fois par jour** Voir p. 142
Conflits psychiques, après un accouchement	**Creusement des golfes frontaux, recul de la ligne antérieure, chute des poils pubiens**	↓ Matin, effort ↑Position allongée, air frais	Migraines, pas de prise de poids malgré un bon appétit, peau grasse présentant des impuretés	Ruminations, veut qu'on le laisse seul et ne veut pas qu'on le réconforte	***Natrum muriaticum* 12DH 5 gran. 2 fois par jour** Voir p. 133

Flèches de « Où ou pourquoi » vers « Quoi » :
- Suites d'une maladie générale → Alopécie diffuse… ; → Démangeaisons du cuir chevelu…
- Épuisement, suites d'une maladie générale → Alopécie diffuse… ; → Démangeaisons du cuir chevelu…
- Épuisement, conflits psychiques → Démangeaisons du cuir chevelu… ; → Canitie précoce… ; → Calvitie totale…
- Conflits psychiques → Calvitie totale… ; → Creusement des golfes frontaux…
- Conflits psychiques, après un accouchement → Calvitie totale… ; → Creusement des golfes frontaux…

Problèmes unguéaux (troubles de la croissance des ongles, onychomycose, inflammation de la matrice unguéale)

Où ou pourquoi	Quoi	Comment	Ou encore	Par ailleurs	REMÈDE
Ongles fissurés	**Épais, durs, cornés, fissures longitudinales**	↓Aliments aigres, vin, températures extrêmes ↑Repos	Cals, verrues plantaires, durillons, tendance aux onychomycoses	Tendance au surpoids et aux troubles métaboliques	***Antimonium crudum*** **12DH** **5 gran. 2 fois par jour** Voir p. 114
Ongles déformés, stases lymphatiques, y compris après une intervention chirurgicale	**Cassants, fragiles, striés**	↓Temps lourd, alcool, abus de café ↑Air frais, rafraîchissement	Varices avec phlébites, douleurs cicatricielles	Agité, précipité, se sent ensuite épuisé, pas de prise de poids malgré un bon appétit	***Fluoricum acidum*** **12 DH** **5 gran. 2 fois par jour** Voir p. 125
Ongles incarnés, hypothyroïdie, erreurs diététiques, surpoids	**Ongles écaillés, cornés, épais, durs**	↓Après avoir dormi, règles ↑Air frais	Peau sèche, rêche et crevassée, inflammations persistantes, fissures	Humeur maussade, le travail n'avance pas	***Graphites*** **12DH** **5 gran. 2 fois par jour** Voir p. 126
Inflammation aiguë, ongles incarnés	**Suppuration, douleurs piquantes, le moindre contact est douloureux**	↓Contact, air froid ↑Applications chaudes	Suppurations cutanées, sécrétions aigres, sentant le fromage : mucus, sueur, pus	Sensibilité au froid et aux courants d'air, tend aux infections respiratoires avec mucus abondant	***Hepar sulfur**** **12DH 5 gran. 2 fois par jour** Voir p. 128
Onychomycose, ongles déformés, inflammation aiguë	**Striation, incarnation, envies, inflammation de la matrice unguéale**	↓Froid, temps froid ↑Chaleur, applications chaudes	Mains et pieds froids et moites, durillons, cassure des chevilles et des poignets	Douleurs musculaires, sensation de faiblesse dans la colonne vertébrale	***Silicea*** **12DH** **5 gran. 2 fois par jour** Voir p. 141

** Posologie d'attaque : prendre 4 ou 5 fois par jour le 1er et le 2e jour*

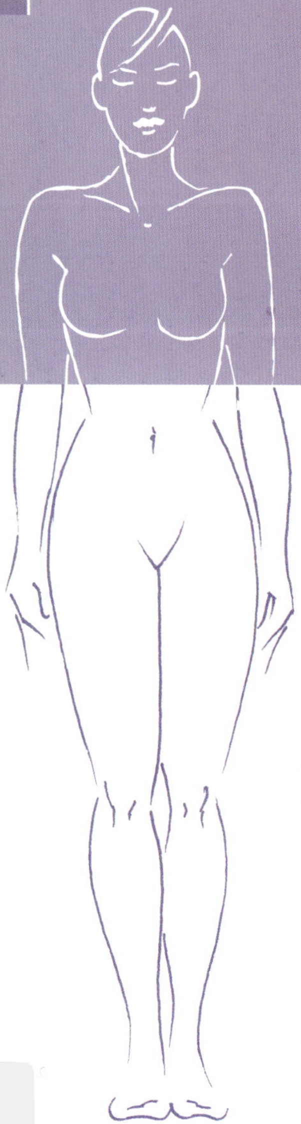

Premiers soins

Face à une urgence, il convient d'appeler immédiatement du secours dès lors que la gravité de la situation est difficile à évaluer ou que la personne accidentée ne réagit pas ! Par contre, l'homéopathie se prête très bien aux premiers soins en cas d'accident sans gravité ainsi qu'à titre complémentaire après une blessure ou une intervention chirurgicale.

Blessures aiguës

Entrent notamment dans cette catégorie les **plaies ouvertes**, les **fractures** et les **accidents sportifs**. Les hémorragies peuvent avoir différentes causes. Vous choisirez un remède différent si vous vous êtes cogné, vous avez reçu un coup, vous vous êtes coupé, vous saignez du nez ou si vos hémorroïdes saignent. Mais attention : en cas de saignements persistants, surtout de la bouche, de l'oreille ou des organes génitaux, il convient de consulter un médecin au plus vite. De même en ce qui concerne les fractures. Une fois confirmé par radiographie, et le membre immobilisé par la mise en place d'un plâtre ou d'une attelle, vous pourrez accélérer la guérison en prenant un remède homéopathique, et cela aussi bien en ce qui concerne la douleur et l'œdème que la réduction elle-même, comme, par exemple, lorsqu'une plaque en acier doit être fixée sur l'os.

Interventions chirurgicales, arthroscopie

Avec l'homéopathie, vous disposez d'un bon moyen pour influer positivement sur le processus de guérison des interventions chirurgicales. Qu'il s'agisse d'un traitement dentaire (par ex. extraction des dents de sagesse), d'une arthroscopie de l'épaule ou du genou ou bien d'une épisiotomie, l'homéopathie favorise la guérison de la plaie et diminue le risque de complications. Lorsqu'une plaie doit être recousue ou un organe retiré (par ex. l'utérus ou la prostate), la prise du bon remède homéopathique soulage la douleur et permet d'éviter le recours aux antalgiques chimiques de synthèse. Les hémorragies s'arrêtent plus rapidement et les suites d'anesthésie elles-mêmes sont moins lourdes.

Cicatrices, troubles cicatriciels/ *douleurs de la cicatrisation* ou *troubles de la cicatrisation*

Les cicatrices traitées par homéopathie sont plus esthétiques et posent par la suite moins de problèmes. Mais attention : pour éviter tout risque de rupture, il faut essayer d'étirer le moins possible la région opérée tant que la cicatrisation n'est pas complètement achevée. L'homéopathie peut aussi guérir les douleurs cicatricielles provoquées par les changements de temps.

Accidents

Les blessures fermées, telles que **contusions**, **entorses**, **claquages** ou **déchirures ligamentaires**, sont plus fréquentes que les plaies ouvertes. Elles s'accompagnent généralement de douleurs persistantes et d'une réduction importante de la mobilité. L'hématome peut durer plusieurs jours, passant progressivement du bleu au jaune verdâtre. Il est toujours préférable de consulter un médecin afin de s'assurer qu'il n'y a pas de fracture. L'homéopathie permet de soulager la douleur, de diminuer l'œdème et permet de retrouver plus rapidement une mobilité normale.

Urgences liées à la chaleur ou au froid

Il ne faut pas plaisanter avec les **brûlures**. Un traitement médical peut être nécessaire selon l'étendue et le degré. Mais, même dans ce cas, l'homéopathie peut être utilisée à titre complémentaire pour soulager la douleur et accélérer le processus de guérison. Il en va de même en ce qui concerne les **refroidissements intenses** et les **gelures**.

Au sommaire de ce chapitre

Fractures, fêlures osseuses, accidents de ski

Où ou pourquoi	Quoi	Comment	Ou encore	Par ailleurs	REMÈDE
Os et parties molles : blessures telles que coup, chute ou après s'être cogné	**Hématome, douleurs croissantes et œdème de la zone touchée**	↓Contact, mouvement ↑Repos	Suites de peur et de choc, veut qu'on le laisse seul	Hypertension artérielle, troubles de la circulation sanguine, varices avec ulcère variqueux	***Arnica montana** 6DH 5 gran. 3 fois par jour** Voir p. 115
Os et périoste : blessure telle que coup, chute ou après s'être cogné	**Fêlures, douleurs vives et persistantes, se sent comme courbatu**	↓Froid, humidité ↑Mouvement prudent	Périostite, guérison retardée, sensation de raccourcissement tendineux	Tennis-elbow, douleurs à la main liées à la pratique du golf, inflammation du tendon d'Achille	***Ruta** 6DH 5 gran. 3 fois par jour** Voir p. 139
Tissu nerveux : blessures telles que coup, chute ou après s'être cogné	**Névralgies lancinantes, sensation d'engourdissements et paresthésies**	↓Contact ↑Froid, changements de temps	Céphalées, sensation d'abrutissement, sensation de vertiges, également après un traumatisme crânien	Convient en cas de névralgies aux points de pression d'un plâtre	***Hypericum** 6DH 5 gran. 3 fois par jour** Voir p. 128
Fracture : après réduction chirurgicale	**Pour stimuler la guérison de l'os**	↑Repos	Douleurs persistantes, y compris du fait d'un hématome, réduction de la mobilité	Convient en cas de fracture de fatigue chez le sportif	***Symphytum* 6DH 5 gran. 3 fois par jour** Voir p. 143
Fracture : après réduction chirurgicale	**Guérison osseuse retardée, après immobilisation par plaque en métal ou de fixations internes**	↓Froid, changements de temps ↑Temps chaud, air frais	Douleurs dans la colonne vertébrale ainsi que dans les os et les articulations	Prévention de l'ostéoporose et traitement de la douleur, après une hernie discale	***Calcarea phosphorica* 12DH 5 gran. 2 fois par jour** Voir p. 118

Plaies, blessures

Où ou pourquoi	Quoi	Comment	Ou encore	Par ailleurs	REMÈDE
Surmenage, blessures telles que coup, chute, compression ou après s'être cogné	**Hémorragies de toutes sortes, hématome étendu, courbatures, sensation d'être épuisé**	↓Contact, mouvement ↑Repos	Suites de peur et de choc, veut qu'on le laisse seul	Convient en cas de courbatures et de saignements de nez	***Arnica montana** 6DH 5 gran. 3 fois par jour** Voir p. 115
Surmenage, blessure (heurt, coup ou chute/coup, chute, meurtrissure, accouchement)	**Petits hématomes, ecchymoses, bleus, inflammation de la peau blessée**	↓Nuit, matin ↑Mouvement	Sensation d'être moulu et sensation de plaie vive, douleurs musculaires, rhumatismes	Convient pour guérir les plaies après un accouchement et pour favoriser la régénération de l'utérus	***Bellis perennis** 6DH 3 fois par jour** Voir p. 116
Blessure lors de l'accouchement, déchirure, plaies avec perte de peau, greffe de peau	**Cicatrisation retardée, pour éviter la formation de cicatrices chéloïdes après l'accouchement**	↓Temps humide et lourd, froid, mouvement	Blessure utéro-vaginales (accouchement aux forceps, délivrance retardée)	La zone touchée a tendance à s'enflammer et à suppurer, tendance à mal guérir	***Calendula** 6DH 5 gran. 3 fois par jour** Voir p. 118
Coupures (cure chirurgicale, blessure au couteau, éclats de verre), blessure lors de l'accouchement	**Coupures, blessures chirurgicales, y compris césarienne, après une épisiotomie**	↓Nuit, froid, émotions	Douleurs, hypersensibilité au toucher dans la zone touchée	Se sent blessé intérieurement, est très susceptible, rancunier	***Staphysagria** 6DH 5 gran. 3 fois par jour** Voir p. 142
Morsures et plaies perforantes (épines, aiguilles, piqûres d'insectes)	**Plaies sanieuses, pour éviter l'inflammation**	↓Applications chaudes, mouvement ↑Applications froides	Hématome dans la région oculaire («œil au beurre noir»)	Gonflement des articulations avec sensation de chaleur et douleurs cuisantes, tophus sur les doigts	***Ledum** 6DH 5 gran. 3 fois par jour** Voir p. 131

** Posologie d'attaque : prendre 4 ou 5 fois par jour le 1er et le 2e jour*

Contusions, entorses, claquages, déchirures ligamentaires, blessures sportives

Où ou pourquoi	Quoi	Comment	Ou encore	Par ailleurs	REMÈDE
Blessures telles que coup, heurt ou chute	**Hématome, douleurs et œdème croissantes de la région touchée**	↓Contact, mouvement ↑Repos	Suites de peur et de choc, veut qu'on le laisse seul	Hypertension artérielle, troubles de l'irrigation sanguine, varices, courbatures	***Arnica montana*** *** 6DH 5 gran. 3 fois par jour** Voir p. 115
Traumatisme crânien, commotion cérébrale	**Céphalées et douleurs cervicales, vertiges, fortes contractures**	↓Contact, froid, changement de temps	Sensation d'engourdissement persistante, névralgies lancinantes	Fourmillements et sensation de lourdeur dans les bras et les jambes	***Hypericum*** *** 6DH 5 gran. 3 fois par jour** Voir p. 128
Blessures tendineuses et ligamentaires	**Douleurs tiraillantes, aggravée au début mouvement, tuméfaction importante**	↓Temps froid et humide, repos ↑Chaleur, mouvement	Ne tient pas en place, agitation intérieure	Convient en cas de blessures (sportives) avec élongation, claquage ou contusion	***Rhus toxicodendron*** **12DH 5 gran. 3 fois par jour** Voir p. 138
Blessures tendineuses, ligamentaires et osseuses	**Fêlures, douleurs intenses et persistantes, se sent comme moulu**	↓Froid, contact mouillé ↑Mouvement prudent	La partie blessée est comme paralysée	Convient en cas de déchirure ligamentaire (cheville, tendon d'Achille)	***Ruta*** *** 6DH 5 gran. 3 fois par jour** Voir p. 139
Contusion costale, thoracique, côte fêlée	**Douleurs piquantes, évite tout mouvement**	↓Mouvement, contact, changements brusques de temps ↑Sueurs, applications froides	Contractures musculaires, muscles comme raidis, a du mal à respirer à cause de la douleur	Irrité, bourru, veut qu'on le laisse en paix	***Bryonia*** *** 6DH 5 gran. 3 fois par jour** Voir p. 117

** Posologie d' attaque : prendre 4 ou 5 fois par jour le 1er et le 2e jour*

Urgences liées à la chaleur ou au froid, par ex. coups de soleil, brûlures, ébouillantages, gelures

Où ou pourquoi	Quoi	Comment	Ou encore	Par ailleurs	REMÈDE
Chauffage excessif, surexposition au soleil, brûlure, coup de soleil	**Peau écarlate et enflammée avec douleurs brûlantes et lancinantes**	↓Contact, bruit, lumière	Fièvre subite, visage congestionné et chaud, douleurs lancinantes	Convient en cas d'inflammation cutanée aiguë comparable à un coup de soleil	***Belladonna** 6DH 5 gran. 3 fois par jour** Voir p. 116
Brûlure, ébouillantage	**Cloques plus ou moins étendues, confluant**	↓Contact, mouvement, eau froide, café ↑Chaleur, repos	Douleurs très cuisantes, comme par du feu, y compris piqûres de méduse	Convient pour éviter les lésions cutanées secondaires à une brûlure	***Cantharis** 6DH 5 gran. 3 fois par jour** Voir p. 118
Froid, humidité, urticaire au froid	**Urticaire, apparition sur la peau de papules pruriantes et douloureuses**	↓Froid, contact mouillé ↑chaleur	Susceptibilité aux infections, raideur douloureuse des muscles, membres comme courbatus	Alternance marquée entre diarrhées et rhumatismes, asthme avec éruption cutanée	***Dulcamara** 6DH 5 gran. 3 fois par jour** Voir p. 123
Lésions dues au froid (gelures, engelures)	**Sensation d'avoir des aiguilles de glace sous la peau, douleurs, paresthésies, œdème**	↓Nuit, matin, froid, excitants (tabac et alcool), événements psychiques ↑Mouvement en plein air	Tressaillements des paupières et des muscles, comme sous l'effet de décharges électriques	Agitation intérieure, ne tient pas en place, ne parvient pas à se concentrer	***Agaricus* 12DH 5 gran. 3 fois par jour** Voir p. 112
Lésions dues au froid (gelures, engelures)	**Sensation de froid au niveau des doigts et des orteils, comme gelés, peau rouge bleuté**	↓Froid, contact mouillé ↑Chaleur	Trouble de l'irrigation sanguine au niveau des doigts et des orteils	Faiblesse physique secondaire à une maladie, amaigrissement malgré un appétit normal	***Abrotanum*** 3DH 5 gran. 3 fois par jour** Voir p. 112

* *Posologie d'attaque : prendre 4 ou 5 fois par jour le 1er et le 2e jour*

** *Conseil d'utilisation : en application topique sous forme de pommade pour renforcer l'effet du traitement*

Cicatrices, douleurs ou troubles de la cicatrisation

Où ou pourquoi	Quoi	Comment	Ou encore	Par ailleurs	REMÈDE
Lésion nerveuse secondaire à une intervention chirurgicale, blessure	**Névralgies lancinantes, sensation d'engourdissemen t et paresthésies**	↓Contact, froid, changements de temps	Céphalées, sensation d'abrutissement, sensation de vertige, également après traumatisme crânien	Convient pour le traitement des champs perturbateurs liés à la présence de cicatrices*	***Hypericum* 6DH 5 gran. 3 fois par jour** Voir p. 128
Faiblesse du tissu osseux et du tissu conjonctif, cure chirurgicale, blessure	**Accélération de la guérison des cicatrices, obtention de cicatrices esthétiques**	↓Temps chaud et humide, froid, changements de temps ↑Chaleur, en mangeant	Démangeaison dans la zone de la cicatrice, alopécie, jambes lourdes, varices	Douleurs musculaires, articulaires et rachidiennes, dos raide, hernie discale	***Calcarea fluorica* 12DH 5 gran. 2 fois par jour** Voir p. 118
Faiblesse du tissu osseux et du tissu conjonctif, cure chirurgicale, blessure	**Réouverture de cicatrices anciennes avec douleurs, perte d'élasticité du tissu conjonctif**	↓Froid, temps froid ↑Chaleur, applications chaudes	Douleurs rachidiennes, cassure involontaire des poignets et de chevilles, durillons	Tendance aux refroidissements et aux inflammations, mains et pieds froids et moites	***Silicea* 12DH 5 gran. 2 fois par jour** Voir p. 141
Adhérences internes suite à plusieurs opérations, endoscopie digestive, cœlioscopie	**Cicatrices chéloïdiennes, s'enflammant, peau rêche, comme du cuir, présentant des rides profondes**	↓Après avoir dormi, règles ↑Air frais	Selles dures et grosses, gaz nauséabonds, anus fissuré, hémorroïdes	Éruptions cutanées inflammatoires suintantes, sécrétions malodorantes, ongles épais	***Graphites* 12DH 5 gran. 2 fois par jour** Voir p. 126
Ébouillantages, brûlures	**Troubles de la guérison des brûlures, troubles fonctionnels de la peau**	↓Froid, courants d'air, tôt le matin, avant et pendant les règles ↑Chaleur	Faiblesse paralysante dans la région de la cicatrice ou dans les membres	Convient en cas de sclérose cicatricielle ou de maladie de Dupuytren	***Causticum* 12DH 5 gran. 2 fois par jour** Voir p. 120

**Conseil : enduire la cicatrice 2 fois par jour avec de l' huile de millepertuis*

Interventions chirurgicales, arthroscopie

→ Cicatrices, troubles cicatriciels, *voir p. 108*

Où ou pourquoi	Quoi	Comment	Ou encore	Par ailleurs	REMÈDE
Coupures (intervention chirurgicale, accouchement)	**Pour une guérison optimale des coupures**	↓Nuit, froid, émotions	Douleurs, sensibilité au toucher, également après une césarienne ou une épisiotomie	Se sent blessé intérieurement, est très susceptible, rancunier	***Staphysagria**** **6DH 5 gran. 3 fois par jour** Voir p. 142
Hématome étendu après une intervention	**Hématome, douleurs et tuméfaction croissante dans la région touchée**	↓Contact, mouvement ↑Repos	Suites de peur et de choc, veut qu'on le laisse seul	Musculature puissante, hypertension artérielle, varices avec ulcère variqueux	***Arnica montana**** **6DH 5 gran. 3 fois par jour** Voir p. 115
Blessure nerveuse après intervention	**Névralgies lancinantes, sensation d'engourdissemen t et paresthésies**	↓Contact, froid, changements de temps	Céphalées, sensation d'hébétude, sensation de vertiges, également après un traumatisme crânien	Névralgies aux points de pression liés à l'alitement consécutif à une intervention chirurgicale	***Hypericum**** **6DH 5 gran. 3 fois par jour** Voir p. 128
Après une greffe de peau, après un accouchement	**Plaies avec perte de peau, pour accélérer la guérison des plaies, anti-inflammatoire**	↓Temps humide et lourd, froid, mouvement	La région de la plaie a tendance à suppurer, mauvaise guérison, cicatrice chéloïde	Convient après une blessure par accouchement, a tendance aux douleurs cicatricielles	***Calendula**** **6DH 5 gran. 3 fois par jour** Voir p. 118
Douleurs persistantes après une intervention, après un accouchement	**Douleurs insupportables et fluctuantes, visage congestionné et en sueur**	↓Agitation, café, chaleur, nuit ↑Chaleur locale	Hypersensibilité à la douleur, ne peut plus supporter les douleurs	Irritable, maussade, insupportable	***Chamomilla**** **6DH 5 gran. 3 fois par jour** Voir p. 120

(Flèches du schéma : « Hématome étendu après une intervention » renvoie aussi à « Névralgies lancinantes… » ; « Blessure nerveuse après intervention » renvoie aussi à « Hématome, douleurs et tuméfaction… ».)

** Posologie d'attaque : prendre 4 ou 5 fois par jour le 1er et le 2e jour*

3. Description des remèdes de A à Z

Vous trouverez dans ce chapitre la description de tous les remèdes homéopathiques mentionnés dans les tableaux du chapitre précédent. Peut-être serez-vous étonné de constater à quel point leur spectre d'application respectif est large, et combien leurs domaines d'indication sont nombreux.

Si, en raison de maux de gorge aigus et de fièvre subite, vous avez par exemple choisi Belladonna (voir p. 116) et que vous vous reportez maintenant à la description de ce remède, vous découvrirez l'une des particularités de l'homéopathie. En effet, ce n'est pas une simple liste de symptômes que vous trouverez à l'entrée Belladonna, mais la description d'un patient. Et vous vous rendrez compte que ce patient peut présenter des affections et des troubles très divers. On trouve dans cette description non seulement la fièvre, les maux de gorge et les otalgies, mais aussi les douleurs pelviennes spasmodiques et les coups de soleil. Bien qu'un peu déroutante au premier abord, cette particularité découle des principes de base de l'homéopathie (voir p. 8 et suiv.). Un symptôme isolé ne suffit pas à trouver le bon remède. En lisant attentivement la description d'un remède homéopathique, vous aurez donc une idée assez précise de son action globale. Certains remèdes font l'objet d'une description plus exhaustive que d'autres, cela en raison de l'étendue de leur champ d'action. C'est, par exemple, le cas de Belladonna. Les remèdes dont la description est plus succincte sont ceux qui n'agissent que sur un ou deux organes, comme par exemple Allium cepa, l'oignon (voir p. 113). Aussi parle-t-on en homéopathie et de petits et de grands remèdes.

Attention : c'est par le processus de dilution/dynamisation et par lui seul que les substances toxiques d'origine animale ou végétale acquièrent le statut de remède.

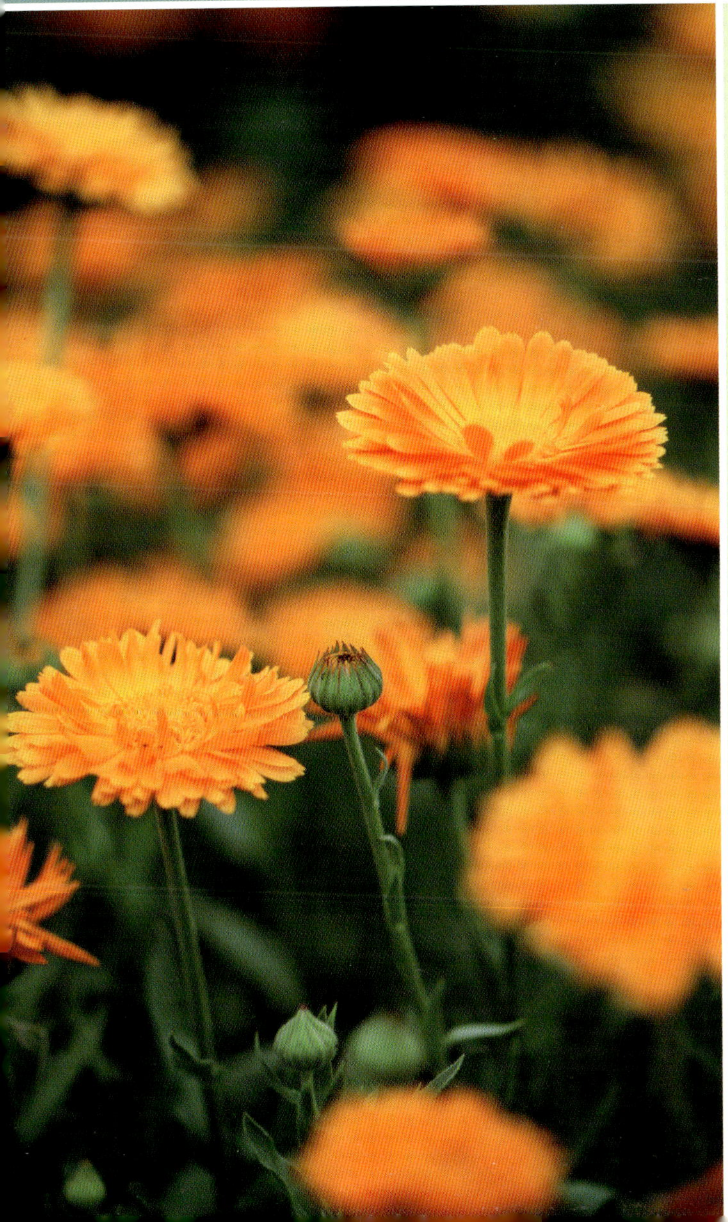

Au sommaire de ce chapitre

Abrotanum | Aurone mâle

DOMAINES D'INDICATION : troubles digestifs, affections des vaisseaux sanguins et du système lymphatique, hémorroïdes, troubles rhumatismaux

PRINCIPAUX SYMPTÔMES : faiblesse physique et fatigue consécutives à une maladie, amaigrissement malgré fringales, sensation de froid au niveau des doigts et des orteils, comme gelés, peau rouge bleuâtre comme après des lésions dues au froid

AUTOMÉDICATION :

➡ **URGENCES LIÉES À LA CHALEUR OU AU FROID,** *p. 107*

Aconitum | Aconit

DOMAINES D'INDICATION : système nerveux et psychisme, système immunitaire, système cardiovasculaire, organes génitaux féminins ainsi qu'inflammations d'organes avec fièvre

PRINCIPAUX SYMPTÔMES : trouble survenant brusquement, tels que névralgies ou fièvre, pâleur du visage, tendance aux syncopes, pense qu'il va mourir, crises de panique

AUTOMÉDICATION :

➡ **États d'angoisse et d'agitation,** *p. 21*
➡ **Névralgies, algies de la face, spasme douloureux de la face,** *p. 28*
➡ **Otalgies,** *p. 33*
➡ **Enrouement, laryngite, p.** *39*
➡ **Maladies par refroidissement,** *p. 48*
➡ **Troubles cardiaques,** *p. 52*
➡ **Inflammation aiguë de la vessie et des voies urinaires,** *p. 70*
➡ **Syndrome des jambes sans repos, polyneuropathie,** *p. 91*

Adlumia fungosa | Adlumie fongueuse

Indisponible en France

DOMAINES D'INDICATION : troubles hépatiques et métaboliques

PRINCIPAUX SYMPTÔMES : douleurs articulaires piquantes liées à une hyperuricémie et à une augmentation des marqueurs biologiques hépatiques

AUTOMÉDICATION :

➡ Troubles du métabolisme, p. 67

Aesculus | Marronnier

DOMAINES D'INDICATION : troubles veineux et faiblesse du tissu conjonctif, affections rachidiennes

PRINCIPAUX SYMPTÔMES : jambes lourdes avec varices, sacralgies et dorsalgies profondes avec sensation de pesanteur

AUTOMÉDICATION :

➡ **Faiblesse veineuse, varices,** *p. 54*
➡ **Hémorroïdes, fissures anales,** *p. 64*
➡ **Douleurs ostéoporotiques, douleurs coccygiennes et douleurs de croissances, troubles rachidiens,** *p. 90*

Agaricus | Agaric

DOMAINES D'INDICATION : troubles psychiques, troubles du comportement, troubles de l'irrigation sanguine, gelures

PRINCIPAUX SYMPTÔMES : agitation intérieure, ne tient pas en place, difficultés de concentration, ne retient rien, tressaillements des paupières, sensation d'avoir des aiguilles de glace sous la peau

AUTOMÉDICATION :

- **Trac, peur des examens, difficultés de concentration, nervosité,** *p. 22*
- **Urgences liées à la chaleur ou au froid,** *p. 107*

Alfalfa | Luzerne cultivée

DOMAINES D'INDICATION : troubles psychiques, problèmes alimentaires

PRINCIPAUX SYMPTÔMES : apathie, manque d'entrain, troubles alimentaires caractérisés par un manque d'appétit et une soif intense, fringales sucrées épisodiques le matin, ballonnements

AUTOMÉDICATION :

- **Manque d'appétit,** *p. 58*

Allium cepa | Oignon

DOMAINES D'INDICATION : affections des voies respiratoires supérieures

PRINCIPAUX SYMPTÔMES : rhinorrhée, mucus nasal aqueux et irritant, larmoiements

AUTOMÉDICATION :

- **Rhume,** *p. 41*
- **Rhume des foins, allergie,** *p. 42*

Aloe | Aloès

DOMAINES D'INDICATION : tractus gastro-intestinal

PRINCIPAUX SYMPTÔMES : sensation de ballonnement avec production de selles diarrhéiques et malodorantes

AUTOMÉDICATION :

- **Diarrhées, gastro-entérite,** *p. 62*

Alumina | Alumine

DOMAINES D'INDICATION : affections gastro-intestinales, éruptions cutanées

PRINCIPAUX SYMPTÔMES : sujet plutôt mince et sec avec agitation intérieure et sensation de faiblesse, muqueuses buccales sèches, fringales, lourdeurs d'estomac, peau sèche et crevassée avec tendance eczémateuse, anus fissuré

AUTOMÉDICATION :

- **Affections de la cavité buccale,** *p. 36*
- **Constipation,** *p. 63*

Ambra grisea | Ambre gris

DOMAINES D'INDICATION : problèmes psychiques, baisse des performances

PRINCIPAUX SYMPTÔMES : insomnie due aux soucis, diminution de la force physique, libido quasiment nulle, hypersensible, veut qu'on le laisse seul

AUTOMÉDICATION :

- **Troubles du sommeil, décalage horaire,** *p. 19*

Ammonium bromatum | Bromure d'ammonium

DOMAINES D'INDICATION : affections des voies respiratoires supérieures

PRINCIPAUX SYMPTÔMES : gorge douloureuse, infection descendante, venant du rhino-pharynx et allant vers les bronches, toux sèche persistante

AUTOMÉDICATION :

- **Enrouement, laryngite,** *p. 39*

Anacardium orientale | Fève de Malac, acajou à pommes

DOMAINES D'INDICATION : troubles psychiques, affections gastro-intestinales et cutanées

PRINCIPAUX SYMPTÔMES : s'emporte pour un rien, peut se montrer très injuste, mais aussi très préoccupé, indécis avec des difficultés de concentration, amélioration de l'humeur et du bien-être général à la prise de nourriture

AUTOMÉDICATION :

- **Trac, peur des examens, difficultés de concentration, nervosité,** *p. 22*
- **Troubles gastriques, aigreurs d'estomac, dyspepsie non ulcéreuse,** *p. 60*

Antimonium crudum | Sulfure noir d'antimoine

DOMAINES D'INDICATION : affections gastro-intestinales, éruptions cutanées et verrues

PRINCIPAUX SYMPTÔMES : a tendance au surpoids et aux troubles métaboliques, généralement renfrogné, troubles gastriques avec enduit épais sur la langue, kératinisations et verrues, ongles épaissis

AUTOMÉDICATION :

- **Nausées, vomissements, embarras gastriques,** *p. 61*
- **Verrues,** *p. 98*
- **Troubles de la croissance des ongles, onychomycoses, inflammation de la matrice unguéale,** *p. 101*

Antimonium sulfuratum aureum | Soufre doré d'antimoine

DOMAINES D'INDICATION : affections des voies respiratoires

PRINCIPAUX SYMPTÔMES : faiblesse en cas d'effort, sensation d'épuisement général, toux avec beaucoup d'expectorations

AUTOMÉDICATION :

- **Toux grasse,** *p. 47*

Apis mellifica | Abeille

DOMAINES D'INDICATION : affections allergiques et inflammatoires des voies respiratoires ainsi que cutanées avec œdème, affections articulaires, kystes

PRINCIPAUX SYMPTÔMES : agitation, ne tient pas en place, absence de soif, sensation de chaleur cutanée avec œdème pâteux, muqueuses rouge clair

AUTOMÉDICATION :

- **Conjonctivite,** *p. 31*
- **Otite moyenne,** *p. 34*
- **Maux de gorge,** *p. 40*
- **Douleurs articulaires, rhumatismes,** *p. 86*
- **Réaction cutanée, urticaire,** *p. 95*

Argentum nitricum | Nitrate d'argent

DOMAINES D'INDICATION : souffrances psychiques, troubles cardio-vasculaires, affections gastro-intestinales aiguës et chroniques

PRINCIPAUX SYMPTÔMES : comportement frénétique avec agitation intense, pressentiments et angoisses, par ex. trac, se manifestant par des diarrhées, une miction fréquente et des troubles cardiaques

AUTOMÉDICATION :
- États d'angoisse et d'agitation, *p. 21*
- Trac, peur des examens, difficultés de concentration, nervosité, *p. 22*
- Vertiges, maladie de Ménière, *p. 29*
- Météorisme, réplétion, syndrome de l'intestin irritable, *p. 59*

Arnica montana | Arnique des montagnes

DOMAINES D'INDICATION : blessures de toutes sortes, affections veineuses et artérielles, troubles cardiovasculaires, suites d'AVC, douleurs rhumatismales et éruptions cutanées

PRINCIPAUX SYMPTÔMES : sujet agité, à la musculature puissante, ne veut pas qu'on le laisse seul, hypertension artérielle, troubles de l'irrigation sanguine, blessures

AUTOMÉDICATION :
- Acouphènes, *p. 35*
- Affections dentaires, *p. 37*
- Hypertension artérielle, *p. 50*
- Troubles de l'irrigation sanguine, *p. 53*
- Phlébite, *p. 55*
- Sciatique, hernies discales, *p. 89*
- Fractures, blessures osseuses, accidents de ski, *p. 104*
- Interventions chirurgicales, *p. 109*

Arsenicum album | Anhydride arsénieux

DOMAINES D'INDICATION : affections psychiques, névralgies, affections des voies respiratoires, du tractus gastro-intestinal, de la peau et des cheveux

PRINCIPAUX SYMPTÔMES : agitation intérieure, y compris angoisses, hyperactif, a tendance à perdre du poids, soif intense, dégoût provoqué par les odeurs de nourriture, diarrhées très aqueuses avec brûlures anales intenses

AUTOMÉDICATION :
- États d'angoisse et d'agitation, *p. 21*
- Névralgies, *p. 28*
- Affections de la cavité buccale, *p. 36*
- Diarrhées, gastro-entérite, *p. 62*
- Problèmes capillaires, *p. 100*

Arum triphyllum | Navet indien

DOMAINES D'INDICATION : affections des voies respiratoires

PRINCIPAUX SYMPTÔMES : voie rauque et enrouée par surmenage vocal

AUTOMÉDICATION :
- Enrouement, laryngite, *p. 39*

Arundo donax | Roseau/Canne de Provence

DOMAINES D'INDICATION : affections des voies respiratoires d'origine allergique

PRINCIPAUX SYMPTÔMES : démangeaisons du nez, des yeux et de la gorge

AUTOMÉDICATION :
- Rhume des foins, allergie, *p. 42*

Asa foetida | Ase fétide

DOMAINES D'INDICATION : affection du tractus gastro-intestinal

PRINCIPAUX SYMPTÔMES : gaz malodorants et persistants, provoquant des troubles cardiaques et une difficulté respiratoire

AUTOMÉDICATION :

- **Météorisme, réplétion, syndrome de l'intestin irritable,** *p. 59*

Aurum metallicum | Or

DOMAINES D'INDICATION : troubles psychiques, système cardio-vasculaire, troubles hépatiques et prostatiques, fibromes, rhumatismes

PRINCIPAUX SYMPTÔMES : sujet de petite taille, visage cramoisi, alternance entre état dépressif et comportement agressif, peur de ne pas être à la hauteur, vertiges, céphalées pulsatives, oppression thoracique, sensation générale d'oppression, difficultés respiratoires

AUTOMÉDICATION :

- **Troubles dépressifs, abattement,** *p. 23*
- **Hypertension artérielle,** *p. 50*
- **Troubles prostatiques,** *p. 82*

Baryta carbonica | Carbonate de baryum

DOMAINES D'INDICATION : retards de croissance, affections psychiques, faiblesse immunitaire avec infections récurrentes, y compris gonflement des ganglions lymphatiques, affections cardiovasculaires, affections prostatiques, éruptions cutanées

PRINCIPAUX SYMPTÔMES : sujet plutôt replet, ayant tendance au surpoids, se sent découragé, indécis, trous de mémoire, retard de croissance chez l'enfant

AUTOMÉDICATION :

- **hypertension artérielle,** *p. 50*

Belladonna | Belladone

DOMAINES D'INDICATION : infections fébriles, inflammations oculaires et auriculaires, bronchites, spasmes gastro-intestinaux, inflammations de la vessie et des organes génitaux, inflammations cutanées, coups de soleil

PRINCIPAUX SYMPTÔMES : fièvre d'apparition brutale, visage cramoisi et chaud, douleurs brûlantes au niveau de la peau et des muqueuses, céphalées pulsatiles, douleurs de type colique

AUTOMÉDICATION :

- **Céphalées,** *p. 26*
- **Conjonctivite,** *p. 31*
- **Otite moyenne,** *p. 34*
- **Maux de gorge,** *p. 40*
- **Maladies par refroidissement,** *p. 48*
- **Inflammation aiguë de la vessie et des voies urinaires,** *p. 70*
- **Écoulement vaginal, mycose vaginale,** *p. 78*
- **Urgences liées à la chaleur ou au froid,** *p. 107*

Bellis perennis | Pâquerette vivace

DOMAINES D'INDICATION : blessures de toutes sortes, y compris obstétriques, éruptions cutanées

PRINCIPAUX SYMPTÔMES : saignements et blessures localisés

AUTOMÉDICATION :

- **Plaies, blessures,** *p. 105*

Berberis | Épine-vinette

DOMAINES D'INDICATION : calculs urinaires, stimulation du système immunitaire, troubles rhumatismaux

PRINCIPAUX SYMPTÔMES : formation de calculs dans les reins et la vésicule biliaire, douleurs musculaires dans la région lombaire, sensation de raideur

AUTOMÉDICATION :

- **Troubles biliaires,** *p. 65*
- **Troubles métaboliques,** *p. 67*

Bismutum subnitricum | Sous-nitrate de bismuth

DOMAINES D'INDICATION : affections gastro-intestinales

PRINCIPAUX SYMPTÔMES : renvois violents, nausées avec réflexe pharyngé, douleurs gastriques spasmodiques irradiant jusque dans le dos, alternant souvent avec des céphalées

AUTOMÉDICATION :

- **Troubles gastriques, aigreurs d'estomac, dyspepsie non ulcéreuse,** *p. 60*

Borax | Borate de sodium

DOMAINES D'INDICATION : nausées lors des mouvements descendants (par ex. ascenseur ou atterrissage), inflammations récidivantes des muqueuses, affections gynécologiques, éruptions cutanées

PRINCIPAUX SYMPTÔMES : muqueuses buccales saignant facilement et parsemées de vésicules blanchâtres entourées d'un halo rougeâtre, candidose vaginale avec écoulement blanchâtre et collant, règles douloureuses

AUTOMÉDICATION :

- **Affections de la cavité buccale,** *p. 36*
- **Écoulement vaginal, mycose vaginale,** *p. 78*

Bovista | Vesse-de-loup

DOMAINES D'INDICATION : affections des organes génitaux féminins, éruptions cutanées

PRINCIPAUX SYMPTÔMES : saignements noirâtres, diarrhées durant les règles avec sacralgies violentes

AUTOMÉDICATION :

- **Troubles menstruels, saignements intermenstruels,** *p. 74*

Bryonia | Bryone

DOMAINES D'INDICATION : céphalées, inflammations aiguës des voies respiratoires, y compris fébriles, affections gastro-intestinales, douleurs rhumatismales

PRINCIPAUX SYMPTÔMES : humeur irritable et colérique, veut qu'on le laisse en paix, pense à son métier et aux obligations afférentes, contractures douloureuses des muscles du dos en cas d'énervement, douleurs violentes, incitant à éviter tout mouvement ou contact, céphalées pulsatiles

AUTOMÉDICATION :

- **Stress, irritation, surmenage,** *p. 20*
- **Toux sèche,** *p. 16*
- **Maladies par refroidissement,** *p. 48*
- **Troubles biliaires,** *p. 65*
- **Dorsalgies, contractures musculaires, lumbago,** *p. 87*
- **Contusions, entorses, claquages, déchirures ligamentaires, blessures sportives,** *p. 106*

Caladium | Arum des Antilles

DOMAINES D'INDICATION : manque de vigueur sexuelle

PRINCIPAUX SYMPTÔMES : plus d'intérêt pour le sexe, démangeaisons des organes génitaux, sueur d'odeur douceâtre, piqûres d'insectes fréquentes
AUTOMÉDICATION :
- **Impuissance, baisse de libido chez l'homme,** *p. 83*

Calcarea carbonica | Calcaire d'huître

DOMAINES D'INDICATION : infections récidivantes des voies respiratoires, faiblesse immunitaire, affections gastro-intestinales, troubles rhumatismaux surtout au niveau de la colonne vertébrale, éruptions cutanées, relâchement du tissu conjonctif
PRINCIPAUX SYMPTÔMES : baisse des performances, anxieux, timide, manque de confiance en soi, constamment enrhumé, prédilection pour les mets à base d'œuf et les aliments sucrés, peut difficilement y renoncer, même en cas de surpoids, constipation
AUTOMÉDICATION :
- **Susceptibilité aux infections,** *p. 49*
- **Rides, ridules, cellulite,** *p. 99*

Calcarea fluorica | Fluorure de calcium

DOMAINES D'INDICATION : affections de la peau, des cheveux et des ongles, ainsi que pour la prévention et le traitement de l'ostéoporose, dysfonction thyroïdienne
PRINCIPAUX SYMPTÔMES : a tendance à se comporter de manière frénétique en cas d'agitation intérieure, perte de poids malgré un bon appétit, hyperthyroïdie, apparition de rides dues à un manque de fermeté du tissu conjonctif
AUTOMÉDICATION :
- **Phlébite,** *p. 55*
- **Rides, ridules, cellulite,** *p. 99*
- **Cicatrices, troubles cicatriciels,** *p. 108*

Calcarea phosphorica | Phosphate tricalcique

DOMAINES D'INDICATION : faiblesse immunitaire, affections des voies respiratoires, du tractus gastro-intestinal et de l'appareil locomoteur
PRINCIPAUX SYMPTÔMES : difficultés de concentration, céphalées en cas d'épuisement, troubles rachidiens, pour la guérison des fractures et après une hernie discale
AUTOMÉDICATION :
- **Caries, parodontose,** *p. 38*
- **Ostéoporose, troubles rachidiens, douleurs coccygiennes et douleurs de croissance,** *p. 90*
- **Fractures, blessures osseuses, accidents de ski,** *p. 104*

Calendula | Souci des jardins

DOMAINES D'INDICATION : blessures cutanées, troubles de la guérison des plaies, troubles locomoteurs
PRINCIPAUX SYMPTÔMES : fissures cutanées avec cicatrisation chéloïde, douleurs cicatricielles
AUTOMÉDICATION :
- **Plaies, blessures,** *p. 105*

Cantharis | Cantharide

DOMAINES D'INDICATION : affections aiguës des voies urinaires et de la peau

PRINCIPAUX SYMPTÔMES : brûlures vésicales et urétrales après la miction, spasmes abdominaux, cloques
AUTOMÉDICATION :
- **Inflammation aiguë des voies urinaires et de la vessie,** *p. 70*
- **Urgences liées à la chaleur ou au froid,** *p. 107*

Capsicum annuum | Piment des jardins

DOMAINES D'INDICATION : troubles psychiques, faiblesse immunitaire, laryngite et otite aiguës
PRINCIPAUX SYMPTÔMES : nostalgie, a tendance au surpoids, langue rôtie, douleurs muqueuses cuisantes, aigreurs d'estomac
AUTOMÉDICATION :
- **Otite moyenne,** *p. 34*
- **Affections de la cavité buccale,** *p. 36*
- **Maux de gorge,** *p. 40*

Cardiospermum | Pois de merveille

DOMAINES D'INDICATION : rhume des foins, affections cutanées d'origine allergique, douleurs de l'appareil locomoteur
PRINCIPAUX SYMPTÔMES : peau sèche ou suintante, très enflammée et pruriante, rhume des foins, douleurs musculaires et articulaires
AUTOMÉDICATION :
- **Éruptions cutanées, inflammations cutanées, eczéma,** *p. 96*

Carduus marianus | Chardon Marie

DOMAINES D'INDICATION : tube digestif, notamment foie et vésicule biliaire, insuffisance veineuse, éruptions cutanées chroniques
PRINCIPAUX SYMPTÔMES : jambes gonflées avec sensation de tension, peau sèche, inflammatoire et pruriante, plaies guérissant difficilement, troubles digestifs, pour désintoxiquer et régénérer le foie
AUTOMÉDICATION :
- **Troubles hépatiques,** *p. 66*

Castor equi | Châtaigne de cheval

Ce remède homéopathique est fabriqué à partir d'une substance provenant de la face interne des sabots du cheval, plus exactement des excroissances verruqueuses qui s'y développent.
DOMAINES D'INDICATION : affection de l'appareil osseux et des ongles
PRINCIPAUX SYMPTÔMES : épine calcanéenne, douleurs coccygiennes, ongles cassants
AUTOMÉDICATION :
- **Ostéoporose, troubles rachidiens, douleurs coccygiennes et douleurs de croissance,** *p. 90*

Caulophyllum | Cohosh bleu

DOMAINES D'INDICATION : affections des organes génitaux féminins et de l'appareil locomoteur
PRINCIPAUX SYMPTÔMES : douleurs et raideurs articulaires dans les doigts et les orteils survenant par accès s'aggravant avant les règles, douleurs durant les règles
AUTOMÉDICATION :
- **Syndrome prémenstruel,** *p. 75*
- **Douleurs articulaires, rhumatismes, sensibilité aux changements de temps,** *p. 86*

Causticum | Causticum d'Hahnemann

Cet agent corrosif, développé par Hahnemann, est obtenu à partir de marbre.

DOMAINES D'INDICATION : troubles psychiques, affections des voies respiratoires ainsi que des organes urinaires et génitaux, maladies de peau

PRINCIPAUX SYMPTÔMES : hypersensible, ressent intensément la souffrance d'autrui, sens aigu de la justice, comme paralysé par le chagrin, peau sèche, desquamée et fissurée, eczéma, plaies guérissant mal et laissant des cicatrices, verrues dures

AUTOMÉDICATION :

- **Troubles dépressifs, abattement,** *p. 23*
- **Vessie irritable, incontinence d'urine,** *p. 72*
- **Baisse de libido chez la femme,** *p. 81*
- **Verrues,** *p. 98*
- **Urgences liées à la chaleur ou au froid,** *p. 107*
- **Cicatrices, douleurs cicatricielles,** *p. 108*

Chamomilla | Matricaire camomille ou camomille allemande

DOMAINES D'INDICATION : troubles psychiques, états douloureux, troubles de la poussée dentaire, infections aiguës des voies respiratoires, affections gastro-intestinales spasmodiques, troubles gynécologiques, douleurs rhumatismales

PRINCIPAUX SYMPTÔMES : humeur irritable et colérique, a beaucoup de mal à se calmer, se sent stressé, ne supporte aucune critique, réactions injustifiées, douleurs si violentes qu'elles en deviennent insupportables

AUTOMÉDICATION :

- **Stress, irritation, surmenage,** *p. 20*
- **Otalgies, inflammation,** *p. 33*
- **Affections dentaires,** *p. 37*
- **Troubles gastriques, aigreurs d'estomac, dyspepsie non ulcéreuse,** *p. 60*
- **Diarrhées, gastro-entérite,** *p. 62*
- **Interventions chirurgicales,** *p. 109*

Chelidonium | Grande chélidoine

DOMAINES D'INDICATION : affections du foie, des voies biliaires et de l'appareil locomoteur

PRINCIPAUX SYMPTÔMES : troubles dépressifs, langue couverte d'un enduit jaunâtre, selles jaunâtres, douleurs dans l'omoplate droite

AUTOMÉDICATION :

- **Troubles biliaires,** *p. 65*

Chimaphila umbellata | Pyrole en ombelle

DOMAINES D'INDICATION : affections des organes génitaux féminins et des voies urinaires

PRINCIPAUX SYMPTÔMES : besoin fréquent d'uriner, miction souvent possible uniquement en position debout

AUTOMÉDICATION :

- **Inflammation récurrente de la vessie et des voies urinaires,** *p. 71*

China rubra | Quinquina rouge

DOMAINES D'INDICATION : troubles psychiques, affections du tube digestif, des organes génitaux féminins, de l'appareil locomoteur et de la peau

PRINCIPAUX SYMPTÔMES : état de faiblesse avec manque de résistance physique et psychologique, craint de ne pas pouvoir s'acquitter convenablement des tâches qui lui incombent, état consécutif à une hémorragie ou à une intervention chirurgicale

AUTOMÉDICATION :

- **Manque d'appétit,** *p. 58*
- **Troubles menstruels, saignements intermenstruels,** *p. 74*
- **Hyperhidrose,** *p. 80*

Cimicifuga | Actée à grappes

DOMAINES D'INDICATION : troubles psychiques, notamment en rapport avec des changements hormonaux, troubles cardiovasculaires, douleurs de l'appareil locomoteur

PRINCIPAUX SYMPTÔMES : souvent abattu, irritable, loquace, tout pose problème, région scapulo-cervico-brachiale douloureuse au toucher, douleurs évoquant des décharges électriques

AUTOMÉDICATION :

- **Syndrome prémenstruel,** *p. 75*

Cinnabaris | Sulfure mercurique

DOMAINES D'INDICATION : affections des voies respiratoires

PRINCIPAUX SYMPTÔMES : céphalées frontales, pression à la racine du nez, mucus nasal et pharyngé visqueux

AUTOMÉDICATION :

- **Sinusite,** *p. 43*

Cocculus indicus | Coque du Levant

DOMAINES D'INDICATION : troubles psychiques, affections du tube digestif, affections gynécologiques et névralgies

PRINCIPAUX SYMPTÔMES : sensation de vertige au moindre mouvement, sensation de vide dans la tête, sueurs secondaires au manque de sommeil au jet lag

AUTOMÉDICATION :

- **État d'épuisement, baisse des performances, syndrome d'épuisement professionnel,** *p. 18*
- **Sommeil perturbé, décalage horaire,** *p. 19*
- **Vertige, maladie de Ménière,** *p. 29*
- **Acouphènes,** *p. 35*

Coccus cacti | Cochenille

DOMAINES D'INDICATION : affections des voies respiratoires et des voies urinaires

PRINCIPAUX SYMPTÔMES : toux spasmodique, mucosités visqueuses, sensation d'avoir un fil dans la gorge, tendance à s'étouffer en crachant

AUTOMÉDICATION :

- **Toux grasse,** *p. 47*

Coffea | Café

DOMAINES D'INDICATION : troubles du comportement ainsi que problèmes de sommeil

PRINCIPAUX SYMPTÔMES : hyperactivité cérébrale, comme survolté, ne parvient à lâcher prise, palpitations et sueurs

AUTOMÉDICATION :

- **Troubles du sommeil, décalage horaire,** *p. 19*

Colchicum | Colchique d'automne

DOMAINES D'INDICATION : affections cardiovasculaires, troubles gastro-intestinaux aigus, affections des voies urinaires, arthrite

PRINCIPAUX SYMPTÔMES : hypersensibilité olfactive, dégoût pour la viande et le poisson, nausées par vagues, haut-le-cœur au moindre mouvement, nausées de la grossesse

AUTOMÉDICATION :

- **Nausées, vomissements, embarras gastriques,** *p. 61*

Collinsonia canadensis | Collinsonia du Canada

DOMAINES D'INDICATION : affections gastro-intestinales et hépatiques

PRINCIPAUX SYMPTÔMES : constipations alternant avec des selles volumineuses et pâteuses, brûlures anales, spasmes abdominaux, y compris durant la grossesse

AUTOMÉDICATION :

- **Constipation,** *p. 63*

Colocynthis | Coloquinte

DOMAINES D'INDICATION : troubles psychiques, névralgies, états douloureux spasmodiques dans la région du tube digestif, des voies urinaires et des organes génitaux

PRINCIPAUX SYMPTÔMES : humeur irritable et colérique, nerfs fragiles, colères violentes pour un rien, donnant lieu à des contractures musculaires

AUTOMÉDICATION :

- **Stress, irritation, surmenage,** *p. 20*
- **Troubles gastriques, aigreur d'estomac, dyspepsie non ulcéreuse,** *p. 60*
- **Sciatique, hernies discales,** *p. 89*

Conium | Grande ciguë

DOMAINES D'INDICATION : troubles psychiques, adénomes, phénomènes d'usure, troubles gastro-intestinaux, affections des voies urinaires et des organes génitaux masculins, maladies de peau

PRINCIPAUX SYMPTÔMES : se replie sur lui-même, rumine, manque d'intérêt, accès de vertige, pertes d'urine, miction intermittente, se lève souvent la nuit pour uriner, y compris après une opération de la prostate

AUTOMÉDICATION :

- **Vertiges, maladie de Ménière,** *p. 29*
- **Vessie irritable, incontinence d'urine,** *p. 72*

Corallium rubrum | Corail rouge

DOMAINES D'INDICATION : infections aiguës des voies respiratoires, psoriasis

PRINCIPAUX SYMPTÔMES : quintes de toux persistantes, surtout dans le courant de la journée, difficile à arrêter

AUTOMÉDICATION :

- **Toux sèche,** *p. 46*

Crataegus | Aubépine

DOMAINES D'INDICATION : affections cardiovasculaires, éruptions cutanées d'origine allergique

PRINCIPAUX SYMPTÔMES : tension artérielle très instable : tantôt trop élevée, tantôt trop basse, palpitations, toute activité physique réclame un effort

AUTOMÉDICATION :

- **Hypotension artérielle, troubles circulatoires,** *p. 51*

Cuprum metallicum | Cuivre

DOMAINES D'INDICATION : affections du système nerveux, crampes musculaires, troubles gastro-intestinaux spasmodiques, troubles hépatiques et rénaux chroniques, éruptions cutanées

PRINCIPAUX SYMPTÔMES : épuisement, tendance aux crampes musculaires, y compris crampes nocturnes dans les mollets, grincements de dents

AUTOMÉDICATION :

- **Affections dentaires,** *p. 37*

Cyclamen | Cyclamen

DOMAINES D'INDICATION : céphalées et névralgies, affections des voies respiratoires et du tractus gastro-intestinal, troubles menstruels

PRINCIPAUX SYMPTÔMES : se sent comme lessivé, a constamment froid, migraines avec éblouissements, diplopie, souvent avant les règles, seins douloureux

AUTOMÉDICATION :

- **Migraine,** *p. 27*
- **Syndrome prémenstruel,** *p. 75*

Datisca cannabina | Datisca à feuilles de cannabis

Indisponible en France

DOMAINES D'INDICATION : troubles pancréatiques et métaboliques

PRINCIPAUX SYMPTÔMES : hypoglycémie

AUTOMÉDICATION :

- **Troubles métaboliques,** *p. 67*

Drosera | Drosère

DOMAINES D'INDICATION : infections aiguës des voies respiratoires

PRINCIPAUX SYMPTÔMES : quintes de toux spasmodiques rapprochées, se terminant souvent par des haut-le-cœur et de vomissements de mucus

AUTOMÉDICATION :

- **Toux grasse,** *p. 47*

Dulcamara | Douce amère

DOMAINES D'INDICATION : inflammations des oreilles, des voies respiratoires, du tractus gastro-intestinal et de l'appareil locomoteur, éruptions cutanées

PRINCIPAUX SYMPTÔMES : troubles déclenchés ou clairement aggravés par le froid et l'humidité, alternance marquée entre diarrhées et rhumatismes, entre asthme et éruption cutanée

AUTOMÉDICATION :

- **Otalgies, inflammation,** *p. 33*
- **Inflammation aiguë de la vessie et des voies urinaires,** *p. 70*
- **Dorsalgies, contractures musculaires, lumbago,** *p. 87*

Equisetum hiemale | Prêle d'hiver

DOMAINES D'INDICATION : affections des voies urinaires
PRINCIPAUX SYMPTÔMES : sensation de plénitude vésicale non améliorée par la miction, incontinence urinaire et fécale
AUTOMÉDICATION :
- **Vessie irritable, incontinence d'urine,** *p. 72*

Erigeron canadensis | Érigéron du Canada

DOMAINES D'INDICATION : troubles dépressifs, affections des vaisseaux sanguins, du tube digestif et des organes génitaux féminins
PRINCIPAUX SYMPTÔMES : saignements menstruels rouge clair prolongés, céphalées, sensation d'abrutissement, manque d'entrain
AUTOMÉDICATION :
- **Troubles menstruels, saignements intermenstruels,** *p. 74*

Espeletia Indisponible en France

DOMAINES D'INDICATION : affections cardiovasculaires, névralgies
PRINCIPAUX SYMPTÔMES : douleurs piquantes dans les jambes, fourmillements, sensation de froid, oppression thoracique et constriction cardiaque, lourdeurs d'estomac avec renvois
AUTOMÉDICATION :
- **Troubles de l'irrigation sanguine,** *p. 53*
- **Syndrome des jambes sans repos, polyneuropathie,** *p. 91*

Eugenia jambolana/Syzygium jambolanum | Jamboul

DOMAINES D'INDICATION : affections métaboliques
PRINCIPAUX SYMPTÔMES : sensation de chaleur sur tout le corps et éruption cutanée pruriante, hyperglycémie
AUTOMÉDICATION :
- **Troubles métaboliques,** *p. 67*

Eupatorium perfoliatum | Eupatoire perfoliée ou Herbe à la fièvre

DOMAINES D'INDICATION : infections fébriles, affections aiguës des voies respiratoires et du tractus gastro-intestinal, infections des voies urinaires
PRINCIPAUX SYMPTÔMES : douleurs articulaires et osseuses aiguës, frissons, fièvre, nausées et vomissements
AUTOMÉDICATION :
- **Maladies par refroidissement, infections fébriles,** *p. 48*

Euphrasia | Euphraise officinale

DOMAINES D'INDICATION : inflammations des yeux et des voies respiratoires
PRINCIPAUX SYMPTÔMES : irritation oculaire, brûlures, larmoiements, sécrétions nasales aqueuses et glaireuses, éternuements
AUTOMÉDICATION :
- **Troubles oculaires,** *p. 30*
- **Conjonctivite,** *p. 31*
- **Rhume des foins, allergie,** *p. 42*

Fabiana imbricata | Pichi

DOMAINES D'INDICATION : affections des voies biliaires et des voies urinaires

PRINCIPAUX SYMPTÔMES : douleurs rénales avec tendance à la lithiase, voies urinaires ressenties à vif lors de la miction

AUTOMÉDICATION :

- **Inflammation récurrente de la vessie et des voies urinaires,** *p. 71*

Ferrum metallicum | Fer réduit

DOMAINES D'INDICATION : troubles psychiques, affections du système cardiovasculaire, des voies respiratoires, du tractus gastro-intestinal et des organes génitaux féminins, douleurs rhumatismales, douleurs de l'épaule gauche

PRINCIPAUX SYMPTÔMES : humeur irritable et nerveuse, ne se sent pas en pleine possession de ses moyens, facilement épuisé, visage tantôt congestionné, tantôt pâle

AUTOMÉDICATION :

- **Hypotension artérielle, troubles circulatoires,** *p. 51*
- **Manque d'appétit,** *p. 58*
- **Baisse de libido de chez la femme,** *p. 81*

Ferrum phosphoricum | Phosphate ferrosoferrique

DOMAINES D'INDICATION : faiblesse immunitaire, affections fébriles, inflammations des oreilles et des voies respiratoires

PRINCIPAUX SYMPTÔMES : épuisement nerveux, bien-être général à peine altéré malgré une infection aiguë, otites moyennes fréquentes, a tendance à l'anémie

AUTOMÉDICATION :

- **Otite moyenne,** *p. 34*
- **Susceptibilité aux infections,** *p. 49*

Ferrum picrinicum | Picrate ferrique

DOMAINES D'INDICATION : troubles métaboliques, affections prostatiques, verrues

PRINCIPAUX SYMPTÔMES : petites verrues planes et groupées, de la même couleur que la peau, non kératinisées

AUTOMÉDICATION :

- **Verrues,** *p. 98*

Flor de Piedra

DOMAINES D'INDICATION : dysfonction thyroïdienne, troubles cardio-vasculaires, affections hépato-biliaires, eczéma

PRINCIPAUX SYMPTÔMES : aigreurs d'estomac, selles jaunâtres, diarrhées, démangeaisons cutanées, éruptions cutanées, douleurs musculaires du côté droit

AUTOMÉDICATION :

- **Troubles hépatiques,** *p. 66*

Fluoricum acidum | Acide fluorhydrique

DOMAINES D'INDICATION : affections cutanées et veineuses ainsi que faiblesse du tissu conjonctif

PRINCIPAUX SYMPTÔMES : agitation, hyperactivité débouchant sur un état d'épuisement, pas de prise de poids malgré un bon appétit, tendances aux varices avec phlébite, douleurs cicatricielles avec excroissances, sensation de chaleur avec main et pieds froids et moites

AUTOMÉDICATION :

- **Ténosynovite, tennis-elbow, bursites,** *p. 88*
- **Troubles de la croissance des ongles, onychomycose, inflammation de la matrice unguéale,** *p. 101*

Galphimia glauca

DOMAINES D'INDICATION : affections cutanées et muqueuses d'origine allergique (rhume des foins, asthme)

PRINCIPAUX SYMPTÔMES : sensation d'oppression dans la gorge, larmoiements, rhinorrhée avec éternuements persistants, difficultés respiratoires

AUTOMÉDICATION :

- **Rhume des foins, allergie,** *p. 42*

Gelsemium | Jasmin jaune

DOMAINES D'INDICATION : paralysie de certains nerfs, notamment après une infection virale, troubles psychiques, infections aiguës des voies respiratoires, pour faciliter l'accouchement

PRINCIPAUX SYMPTÔMES : faiblesse avec tremblements, absence d'énergie, frilosité, vertige, se sent comme abruti et paralysé, apeuré, visage cramoisi, ne veut rien boire

AUTOMÉDICATION :

- **Trac, peur des examens, difficultés de concentration, nervosité,** *p. 22*
- **Céphalées,** *p. 26*
- **Maladies par refroidissement, infections fébriles,** *p. 48*

Ginseng | Ginseng de Chine

DOMAINES D'INDICATION : états d'épuisement, névralgies, problèmes sexuels

PRINCIPAUX SYMPTÔMES : difficulté de concentration, se sent épuisé et sans tonus, y compris après les rapports, dos douloureux et comme raidi

AUTOMÉDICATION :

- **Impuissance, baisse de libido chez l'homme,** *p. 83*

Gnaphalium | Ggnaphale

DOMAINES D'INDICATION : névralgies et névrites, affections diarrhéiques

SYMPTOMATOLOGIE : douleurs coupantes dans les fesses et les membres

inférieurs, irradiants jusqu'au bout des orteils, avec sensation d'engourdissement

AUTOMÉDICATION :

- **Sciatique, hernies discales,** *p. 89*

Graphites | Graphite

DOMAINES D'INDICATION : troubles psychiques, troubles hormonaux, inflammation chronique des yeux et des oreilles, affections du tractus gastro-intestinal, de la peau et des ongles

PRINCIPAUX SYMPTÔMES : a tendance au surpoids, humeur généralement maussade, le travail n'avance pas, manque d'entrain, éruptions cutanées avec sécrétion jaunâtre et malodorante, a tendance aux refroidissements avec mucus jaunâtre et visqueux

AUTOMÉDICATION :

- **Otalgies, inflammation,** *p. 33*
- **Constipation,** *p. 63*
- **Aménorrhée,** *p. 73*
- **Baisse de libido chez la femme,** *p. 81*
- **Éruptions cutanées, inflammations cutanées, eczéma,** *p. 96*
- **Rides, ridules, cellulite,** *p. 99*
- **Troubles de la croissance des ongles, onychomycoses, inflammation de la matrice unguéale,** *p. 101*
- **Cicatrices, douleurs cicatricielles,** *p. 108*

Guaiacum | Résine de gaïac

DOMAINES D'INDICATION : affections des voies respiratoires, douleurs de l'appareil locomoteur

PRINCIPAUX SYMPTÔMES : troubles laryngés et amygdales blanches avec douleurs à la déglutition et mauvaise haleine, salivation, sueurs

AUTOMÉDICATION :

- **Maux de gorge,** *p. 40*

Hamamelis | Hamamélis de Virginie

DOMAINES D'INDICATION : blessures cutanées, affections veineuses

PRINCIPAUX SYMPTÔMES : varices, phlébites, saignements de nez spontanés, hémorroïdes, douleurs musculaires

AUTOMÉDICATION :

- **Phlébite,** *p. 55*
- **Hémorroïdes, fissures anales,** *p. 64*

Haplopappus Indisponible en France

DOMAINES D'INDICATION : troubles cardiovasculaires

PRINCIPAUX SYMPTÔMES : se sent fatigué, à l'impression de ne pas avoir assez dormi, humeur maussade, voile noir devant les yeux, ne peut pas rester longtemps debout, céphalées

AUTOMÉDICATION :

- **Vertiges, maladie de Ménière,** *p. 29*
- **Hypotension artérielle, troubles circulatoires,** *p. 51*

Harpagophytum | Griffe du diable

DOMAINES D'INDICATION : affections du tractus gastro-intestinal et de l'appareil locomoteur

PRINCIPAUX SYMPTÔMES : douleurs spasmodiques déchirantes ou tiraillantes dans les hanches, les genoux et les muscles paravertébraux du fait du boitement

AUTOMÉDICATION :

- **Douleurs articulaires, rhumatismes,** *p. 86*

Hedera helix | Lierre grimpant

DOMAINES D'INDICATION : dysfonction thyroïdienne, infections aiguës des voies respiratoires, affections gastro-intestinales, douleurs de l'appareil locomoteur

PRINCIPAUX SYMPTÔMES : névralgies brachiales (gauches) avec fourmillements, raideurs musculaires et articulaires

AUTOMÉDICATION :

- **Ténosynovite, tennis-elbow, cervico-brachialgie,** *p. 88*

Helonias dioica | Étoile de feu

DOMAINES D'INDICATION : psychisme, changements hormonaux

PRINCIPAUX SYMPTÔMES : épuisement dû au surmenage

AUTOMÉDICATION :

➡ **État d'épuisement, baisse des performances, syndrome d'épuisement professionnel,** *p. 18*

Hepar sulfur | Foie de soufre calcaire d'Hahnemann

DOMAINES D'INDICATION : faiblesse immunitaire, inflammations des voies respiratoires, affections du tractus gastro-intestinal, des voies urinaires, de la peau et des ongles

PRINCIPAUX SYMPTÔMES : hypersensibilité maquée?? ou notable?? au froid et aux courants d'air, inflammations purulentes, a tendance aux infections des voies respiratoires avec production abondante de mucus, hypersensibilité au contact physique avec douleurs perçantes

AUTOMÉDICATION :

➡ **Orgelet, blépharite,** *p. 32*

➡ **Enrouement, laryngite,** *p. 39*

➡ **Sinusite,** *p. 43*

➡ **Éruptions cutanées, inflammations cutanées, eczéma,** *p. 96*

➡ **Troubles de la croissance des ongles, onychomycoses, inflammation de la matrice unguéale,** *p. 101*

Hyoscyamus | Jusquiame noire

DOMAINES D'INDICATION : troubles psychiques, troubles du comportement, infections des voies respiratoires

PRINCIPAUX SYMPTÔMES : toux sèche nocturne, spasmodique, avec chatouillements constants, aggravés par la position allongée

AUTOMÉDICATION :

➡ **Toux sèche,** *p. 46*

Hypericum | Millepertuis

DOMAINES D'INDICATION : blessures du système nerveux

PRINCIPAUX SYMPTÔMES : céphalées, sensation abrutissement, engourdissement des membres inférieurs avec sensation de froid, douleurs évoquant des décharges électriques, y compris secondaires à un accident, des blessures ou un traumatisme crânien

AUTOMÉDICATION :

➡ **Affections dentaires,** *p. 37*

➡ **Sciatique, hernies discales,** *p. 89*

➡ **Syndrome des jambes sans repos, polyneuropathie,** *p. 91*

➡ **Fractures, blessures osseuses,** *p. 104*

➡ **Cicatrices, douleurs cicatricielles,** *p. 108*

➡ **Interventions chirurgicales,** *p. 109*

Iberis amara | Ibéris amer

DOMAINES D'INDICATION : affections cardiovasculaires et gastro-intestinales

PRINCIPAUX SYMPTÔMES : nervosité, sommeil agité avec cauchemars, cardialgies térébrantes, pressives, perçantes, ballonnements

AUTOMÉDICATION :

➡ **Troubles cardiaques,** *p. 52*

Ignatia | Fève de Saint Ignace

DOMAINES D'INDICATION : troubles psychiques avec répercussions sur les voies respiratoires et le tractus gastro-intestinal, douleurs menstruelles

PRINCIPAUX SYMPTÔMES : sautes d'humeur dues au chagrin, soupirs fréquents, ému aux larmes, impression de boule dans la gorge, gorge comme nouée, alternance entre troubles psychiques et troubles physiques

AUTOMÉDICATION :

- **Troubles dépressifs, abattement,** *p. 23*
- **Migraine,** *p. 27*
- **Manque d'appétit,** *p. 58*

Iris versicolor | Glaïeul bleu

DOMAINES D'INDICATION : troubles hormonaux, états douloureux, affections digestives

PRINCIPAUX SYMPTÔMES : migraines durant les phases de détente et de repos, s'accompagnant de troubles visuels, renvois acides et vomissements, y compris durant la grossesse

AUTOMÉDICATION :

- **Migraine,** *p. 27*

Juglans regia | Noyer d'Europe

DOMAINES D'INDICATION : troubles hépatiques, éruptions cutanées

PRINCIPAUX SYMPTÔMES : nombreuses petites pustules sur le visage, la poitrine et le dos ainsi que sous les aisselles, surtout chez l'adolescente

AUTOMÉDICATION :

- **Acné, impuretés cutanées, boutons,** *p. 94*

Kalium bichromicum | Dichromate de potassium

DOMAINES D'INDICATION : inflammations des voies respiratoires, affections du tractus gastro-intestinal et de l'appareil locomoteur

PRINCIPAUX SYMPTÔMES : mucus nasal et bronchique visqueux, blanc jaunâtre, douleurs lancinantes au niveau des pommettes, céphalées persistantes, a tendance à l'inflammation des muqueuses et aux refroidissements

AUTOMÉDICATION :

- **Conjonctivite,** *p. 31*
- **Sinusite,** *p. 43*

Kalium bromatum | Bromure de potassium

DOMAINES D'INDICATION : troubles psychiques, inflammations cutanées chroniques

PRINCIPAUX SYMPTÔMES : inflammations sombres, dures, généralement enkystées, pouvant s'enfoncer profondément dans le derme et laissant des cicatrices durcies

AUTOMÉDICATION :

- **Acné, impuretés cutanées, boutons,** *p. 94*

Kalium carbonicum | Carbonate dipotassique

DOMAINES D'INDICATION : troubles psychiques, affections du système cardiovasculaire, des voies respiratoires, du tractus gastro-intestinal, des organes génitaux féminins et de l'appareil locomoteur

PRINCIPAUX SYMPTÔMES : sens aigu du devoir, très vulnérable, hypersensible aux bruits et aux odeurs, faiblesse avec sueurs, grande fatigabilité avec sacralgies

AUTOMÉDICATION :

- **État d'épuisement, baisse des performances, syndrome d'épuisement professionnel,** *p. 18*
- **Hyperhidrose,** *p. 80*

Kalium phosphoricum | Phosphate dipotassique

DOMAINES D'INDICATION : troubles psychiques avec répercussions sur le tube digestif

PRINCIPAUX SYMPTÔMES : faiblesse, le moindre effort déclenche des sueurs, a peur de ne pas pouvoir s'acquitter convenablement des tâches qui lui incombent, manque de concentration, trous de mémoire

AUTOMÉDICATION :

- **Trac, peur des examens, difficultés de concentration, nervosité,** *p. 22*
- **Céphalées,** *p. 26*

Kreosotum | Créosote de hêtre

DOMAINES D'INDICATION : inflammations des voies respiratoires, du tractus gastro-intestinal, des organes génitaux féminins et de la peau

PRINCIPAUX SYMPTÔMES : dents noires, sécrétions brûlantes, irritantes et malodorantes, douleurs dans la région génitale allant de pair avec des règles abondantes

AUTOMÉDICATION :

- **Affections dentaires,** *p. 37*
- **Écoulement vaginal, mycose vaginale,** *p. 78*

Lac caninum | Lait de chienne

DOMAINES D'INDICATION : faiblesse immunitaire, infections pharyngées et laryngées, affections des glandes mammaires, douleurs menstruelles

PRINCIPAUX SYMPTÔMES : douleurs à la déglutition, maux de gorge unilatéraux changeant régulièrement de côté, seins gonflés et douleurs avant les règles

AUTOMÉDICATION :

- **Syndrome prémenstruel,** *p. 75*

Lachesis | Lachésis muet

DOMAINES D'INDICATION : troubles psychiques, troubles hormonaux, inflammations aiguës, affections du système cardio-vasculaire, du tube digestif, des organes génitaux féminins, de l'appareil locomoteur et de la peau

PRINCIPAUX SYMPTÔMES : peut avoir des réactions émotionnelles violentes, telles que jalousie ou méfiance, est très communicant et loquace, ne supporte rien de serré sur le corps ou autour du cou, sueurs intenses avec inquiétude alternant avec des accès de frilosité, les troubles physiques concernent surtout le côté gauche

AUTOMÉDICATION :

- **Faiblesse veineuse, varices,** *p. 54*
- **Aménorrhée,** *p. 73*
- **Troubles climatériques,** *p. 79*

Lachnanthes | Narcisse rouge

DOMAINES D'INDICATION : appareil locomoteur

PRINCIPAUX SYMPTÔMES : douleurs cervico-brachiales et rachidiennes pouvant s'étendre jusqu'aux doigts, sensation de luxation

AUTOMÉDICATION :

➡ **Ténosynovite, tennis-elbow, cervico-brachialgie,** *p. 88*

Ledum | Lédon des marais

DOMAINES D'INDICATION : appareil locomoteur, peau

PRINCIPAUX SYMPTÔMES : gonflement des articulations avec sensation de chaleur, plaies piquantes, piqûres d'insectes, œil « au beurre noir », douleurs soulagées par les applications froides

AUTOMÉDICATION :

➡ **Douleurs articulaires,** *p. 86*

➡ **Plaies, blessures,** *p. 105*

Leonorus cardiaca | Agripaume cardiaque

DOMAINES D'INDICATION : dysfonction thyroïdienne, troubles cardio-vasculaires

PRINCIPAUX SYMPTÔMES : tachycardie survenant par accès, palpitations violentes, sensation d'oppression dans la poitrine et la gorge, troubles cardiaques liés aux ballonnements et à la sensation de plénitude

AUTOMÉDICATION :

➡ **Troubles cardiaques,** *p. 52*

Leptandra | Véronique de Virginie

DOMAINES D'INDICATION : affections des organes digestifs

PRINCIPAUX SYMPTÔMES : cavité abdominale sensible à la pression, troubles digestifs, se sent très mal en point

AUTOMÉDICATION :

➡ **Troubles biliaires,** *p. 65*

Lilium tigrinum | Lis tigré

DOMAINES D'INDICATION : affections gynécologiques

PRINCIPAUX SYMPTÔMES : palpitations nerveuses durant la ménopause, avec angoisses, écoulement vaginal jaune verdâtre avec fortes démangeaisons

AUTOMÉDICATION :

➡ **Écoulement vaginal, mycose vaginale,** *p. 78*

Luffa | Éponge végétale

DOMAINES D'INDICATION : affections des voies respiratoires et du tube digestif

PRINCIPAUX SYMPTÔMES : respiration par le nez difficile, croûtes nasales, muqueuses nasales sèches, sécrétions nasales épaisses ou goutte au nez, langue chargée, raclements de gorge et toussotements incessants

AUTOMÉDICATION :

➡ **Sinusite,** *p. 43*

Lycopodium | Lycopode officinal

DOMAINES D'INDICATION : troubles psychiques, affections du système cardiovasculaire, des voies respiratoires du tube digestif, des organes génitaux masculins, de l'appareil locomoteur et de la peau

PRINCIPAUX SYMPTÔMES : difficultés de concentration, trous de mémoire, manque de confiance en soi, peut se montrer très impulsif vis-à-vis de ses inférieurs hiérarchiques, ne supporte pas d'être contredit, vite rassasié malgré une faim intense, envie de choses sucrées et chaudes, d'aliments liquides, ventre gonflé, beaucoup de gaz, ne supporte pas les vêtements serrés, souffre de calculs biliaires et rénaux

AUTOMÉDICATION :

- **Météorisme, réplétion, troubles digestifs, syndrome de l'intestin irritable,** *p. 59*
- **Troubles hépatiques,** *p. 66*
- **Problèmes capillaires,** *p. 100*

Magnesia carbonica | Carbonate de magnésium

DOMAINES D'INDICATION : troubles psychiques, faiblesse immunitaire, affections du système cardiovasculaire, des voies respiratoires, du tube digestif, des reins et des voies urinaires, des organes génitaux masculins, de l'appareil locomoteur et de la peau

PRINCIPAUX SYMPTÔMES : agitation physique accompagnant une humeur irritable et nerveuse, somnolence diurne, troubles revenant régulièrement, aggravés par les règles, a tendance aux refroidissements et aux spasmes

AUTOMÉDICATION :

- **Syndrome prémenstruel,** *p. 75*

Magnesia phosphorica | Phosphate de magnésium

DOMAINES D'INDICATION : névralgies, crampes musculaires

PRINCIPAUX SYMPTÔMES : douleurs dentaires violentes et lancinantes, névralgies faciales, douleurs spasmodiques d'apparition et de disparition brusques

AUTOMÉDICATION :

- **Affections dentaires,** *p. 37*
- **Règles douloureuses,** *p. 76*

Mandragora | Mandragore

DOMAINES D'INDICATION : états douloureux, affections du tube digestif

PRINCIPAUX SYMPTÔMES : sensation d'abrutissement, abattement, ballonnements, lourdeurs d'estomac, selles dures, céphalées avec bourdonnements d'oreilles

AUTOMÉDICATION :

- **Troubles biliaires,** *p. 65*

Marum verum | Germandrée maritime

Indisponible en France

DOMAINES D'INDICATION : affections des voies respiratoires

PRINCIPAUX SYMPTÔMES : sécrétions nasales et pharyngées fluides ou visqueuses, raclements de gorge incessants, croûtes nasales, polypes

AUTOMÉDICATION :

- **Sinusite,** *p. 43*

Mercurius corrosivus | Chlorure mercurique

DOMAINES D'INDICATION : inflammations des voies respiratoires, du tube digestif, des voies urinaires

PRINCIPAUX SYMPTÔMES : salivation permanente, haleine fétide, muqueuses buccales inflammatoires et couvertes de taches rouges et de vésicules

AUTOMÉDICATION :

- **Affections de la cavité buccale,** *p. 36*
- **Inflammation aiguë de la vessie et des voies urinaires,** *p. 70*

Mercurius solubilis | Mercure soluble d'Hahnemann

DOMAINES D'INDICATION : troubles du comportement, faiblesse immunitaire, inflammations notamment des voies respiratoires, du tube digestif, des organes génitaux, de l'appareil locomoteur et de la peau

PRINCIPAUX SYMPTÔMES : comportement souvent très impulsif, toujours pressé, court dans tous les sens, peur du contact, méfiant, salivation importante, mauvaise haleine, empreinte des dents sur la langue, inflammations purulentes de la peau et des muqueuses, herpès labial, vésicules dans la bouche

AUTOMÉDICATION :

- **caries, parodontose,** *p. 38*

Mezereum | Bois-gentil

DOMAINES D'INDICATION : névralgies, éruptions cutanées

PRINCIPAUX SYMPTÔMES : névralgies accompagnées de vésicules suintantes avec douleurs cuisantes et forantes/*térébrantes*

AUTOMÉDICATION :

- **Éruptions vésiculeuses,** *p. 97*

Myrrhis odorata | Cerfeuil musqué

DOMAINES D'INDICATION : inflammations des muqueuses, troubles veineux et hémorroïdaires

PRINCIPAUX SYMPTÔMES : hémorroïdes douloureuses saillantes et saignantes, douleurs anales, inflammation constante des muqueuses buccales et des gencives

AUTOMÉDICATION :

- **Hémorroïdes,** *p. 64*

Myrtillocactus   Indisponible en France

DOMAINES D'INDICATION : affections cardiovasculaires

PRINCIPAUX SYMPTÔMES : oppression thoracique récurrente avec douleurs tiraillantes et spasmodiques, sensibilité aux changements de temps avec altération de l'état général

AUTOMÉDICATION :

- **Troubles cardiaques,** *p. 52*

Natrium choleinicum | Choléinate de sodium

Indisponible en France

DOMAINES D'INDICATION : affections métaboliques

PRINCIPAUX SYMPTÔMES : fatigue après les repas, constipation et météorisme, hypercholestérolémie

AUTOMÉDICATION :

- **Troubles métaboliques,** *p. 67*

Natrum muriaticum | Sel marin

DOMAINES D'INDICATION : troubles psychiques, états douloureux, inflammations des yeux et des voies respiratoires, affections du tube digestif, des organes génitaux féminins, de l'appareil locomoteur et de la peau

PRINCIPAUX SYMPTÔMES : ne parvient pas à faire son deuil du passé, n'arrive pas à surmonter la douleur et la déception, veut rester seul et ne souhaite pas être consolé, troubles aggravés par le soleil et au bord de la mer, a beaucoup d'appétit et privilégie les mets salés

AUTOMÉDICATION :

- **Troubles dépressifs, abattement,** *p. 23*
- **Migraine,** *p. 27*
- **Affections de la cavité buccale,** *p. 36*
- **Baisse de libido chez la femme,** *p. 81*
- **Réactions cutanées allergiques, urticaire,** *p. 95*
- **Éruptions vésiculeuses,** *p. 97*
- **Problèmes capillaires,** *p. 100*

Natrium sulfuricum | Sulfate de sodium anhydre

DOMAINES D'INDICATION : troubles psychiques, faiblesse immunitaire, blessures, affections chroniques des voies respiratoires, du tube digestif et de l'appareil locomoteur

PRINCIPAUX SYMPTÔMES : mauvaise humeur, céphalées secondaires à un accident ancien, toux grasse avec difficultés respiratoires, diarrhées au réveil, douleurs musculaires et articulaires, tissu conjonctif comme gorgé d'eau, hypersensibilité au froid et humidité

AUTOMÉDICATION :

- **Rides, ridules, cellulites,** *p. 99*

Nitricum acidum | Acide nitrique

DOMAINES D'INDICATION : affections des organes digestifs, troubles rénaux et vésicaux

PRINCIPAUX SYMPTÔMES : faiblesse générale, angoisse marquée concernant sa propre santé, tendance aux refroidissements, lèvres et anus fissurés, ulcérations sur les muqueuses buccales, ressenties à vif, douleurs piquantes

AUTOMÉDICATION :

- **Affections de la cavité buccale,** *p. 36*
- **Hémorroïdes, fissures anales,** *p. 64*

Nux vomica | Noix vomique

DOMAINES D'INDICATION : troubles psychiques, états douloureux, faiblesse immunitaire, infections des voies respiratoires, troubles digestifs, douleurs de l'appareil locomoteur

PRINCIPAUX SYMPTÔMES : stressé et tendu, montre des signes de surmenage, constamment enrhumé, besoin marqué d'excitants (alcool et tabac), consommation élevée de médicaments allopathiques, irritation de la muqueuse gastrique, spasmes de la gorge et vomissements matutinaux, constipation, céphalées (gueule de bois)

AUTOMÉDICATION :

- **Stress, irritation, surmenage,** *p. 20*
- **Céphalées,** *p. 26*
- **Affections dentaires,** *p. 37*
- **Rhume,** *p. 41*
- **Météorisme, réplétion, troubles digestifs, syndrome de l'intestin irritable,** *p. 59*
- **Nausées, vomissements, embarras gastriques,** *p. 61*
- **Constipation,** *p. 63*
- **Dorsalgies, contractures musculaires, lumbago,** *p. 87*
- **Réactions cutanées allergiques, urticaire,** *p. 95*

Okoubaka

DOMAINES D'INDICATION : faiblesse immunitaire, affection du tube digestif

PRINCIPAUX SYMPTÔMES : fatigue, performances médiocres, manque d'appétit, renvois avec nausée, alternance entre diarrhée et constipation, ballonnements persistant, y compris dû à un changement d'alimentation ou à la ménopause

AUTOMÉDICATION :

- **Météorisme, réplétion, troubles digestifs, syndrome de l'intestin irritable,** *p. 59*
- **Diarrhées, gastro-entérite,** *p. 62*
- **Réactions cutanées allergiques, urticaire,** *p. 95*

Opium | Pavot à opium

DOMAINES D'INDICATION : troubles psychiques, blessures paralysantes, affections du tube digestif et des voies urinaires

PRINCIPAUX SYMPTÔMES : comme paralysé par des émotions, hypersensibilité ou absence de sensibilité à la douleur, paresse intestinale persistante, aggravée par les facteurs psychiques, incontinence d'urine accompagnant des troubles nerveux, impuissance

AUTOMÉDICATION :

- **Constipation,** *p. 63*

Paeonia officinalis | Pivoine

DOMAINES D'INDICATION : hémorroïdes, éruptions cutanées

PRINCIPAUX SYMPTÔMES : suintements anaux, démangeaisons, douleurs hémorroïdaires cuisantes, intenses, tendance aux diarrhées, zones cutanées guérissant difficilement, notamment sur les pieds

AUTOMÉDICATION :

- **Hémorroïdes, fissures anales,** *p. 64*

Paloondo

DOMAINES D'INDICATION : affections de l'appareil locomoteur

PRINCIPAUX SYMPTÔMES : douleurs profondes et tiraillantes le long de la colonne vertébrale, usure des disques intervertébraux avec douleurs musculaires spasmodiques

AUTOMÉDICATION :

- **Douleurs ostéoporotiques, troubles rachidiens,** *p. 90*

Pareira brava | Vigne sauvage

DOMAINES D'INDICATION : affections des organes urinaires et génitaux

PRINCIPAUX SYMPTÔMES : besoin soudain d'uriner, urines sombres, douleurs de type coliques, sensation de dilatation de la vessie, “gouttes retardataires”

AUTOMÉDICATION :

- **Troubles prostatiques,** *p. 82*

Paris quadrifolia | Parisette

DOMAINES D'INDICATION : névralgies, affections oculaires, troubles de l'olfaction

PRINCIPAUX SYMPTÔMES : douleurs faciales pulsatiles et perçantes, plutôt à gauche, et céphalées migraineuses avec sensation d'avoir les yeux tirés en arrière par un fil

AUTOMÉDICATION :

- **Névralgies, névralgies faciales, spasme douloureux de la face,** *p. 28*

Perilla ocymoides | shiso Indisponible en France

DOMAINES D'INDICATION : affections métaboliques
PRINCIPAUX SYMPTÔMES : hyperuricémie, douleurs articulaires avec tendance à la goutte
AUTOMÉDICATION :

- **Troubles métaboliques,** *p. 67*

Petroleum | Pétrole

DOMAINES D'INDICATION : troubles psychiques, inflammations des voies respiratoires, du tractus gastro-intestinal, des voies urinaires et des éruptions cutanées
PRINCIPAUX SYMPTÔMES : nausées avec vertiges en voiture, troubles gastro-intestinaux avec goût fétide dans la bouche, aversion pour les aliments gras et la viande, fringales, diarrhées, éruptions cutanées suintantes et malodorantes avec crevasses
AUTOMÉDICATION :

- **Orgelet, blépharite,** *p. 32*
- **Acouphènes,** *p. 35*
- **Éruptions cutanées, inflammations cutanées, eczéma,** *p. 96*

Petroselinum | persil

DOMAINES D'INDICATION : affections des voies urinaires
PRINCIPAUX SYMPTÔMES : besoins urgents d'uriner, a à peine le temps d'arriver jusqu'aux toilettes, sensation de vessie irritée
AUTOMÉDICATION :

- **Vessie irritable, incontinence d'urine,** *p. 72*

Phosphoricum acidum | Acide phosphorique

DOMAINES D'INDICATION : affection du système cardiovasculaire, du tractus gastro-intestinal ainsi que des organes génitaux
PRINCIPAUX SYMPTÔMES : se sent comme lessivé, grand besoin de sommeil et de repos, difficultés de concentration, désintérêt pour le sexe
AUTOMÉDICATION :

- **Fatigue,** *p. 18*
- **Hypotension artérielle,** *p. 51*
- **Manque d'appétit,** *p. 58*
- **Aménorrhée,** *p. 73*
- **Impuissance, baisse de libido chez l'homme,** *p. 83*
- **Problèmes capillaires,** *p. 100*

Phosphorus | Phosphore blanc

DOMAINES D'INDICATION : troubles psychiques, états d'épuisement, inflammations des yeux et des oreilles, infections des voies respiratoires, affections du système cardiovasculaire, des organes digestifs, des organes urinaires et génitaux et de l'appareil locomoteur
PRINCIPAUX SYMPTÔMES : sujet mince et nerveux, a régulièrement besoin de se reposer, tremblements et agitation intérieurs, ne tient pas en place, peur au moindre bruit, a peur de la solitude, souffre de pressentiments et de délires

AUTOMÉDICATION :

- **États d'anxiété et d'agitation, suites de peur,** *p. 21*
- **Vertige, maladie de Ménière,** *p. 29*
- **Acouphènes,** *p. 35*
- **Troubles cardiaques,** *p. 52*
- **Troubles hépatiques,** *p. 66*
- **Troubles du cycle,** *p. 77*

Phytolacca | Raisin d'Amérique

DOMAINES D'INDICATION : faiblesse immunitaire, angine, affections des glandes mammaires, douleurs articulaires

PRINCIPAUX SYMPTÔMES : douleurs lancinantes à la déglutition irradiant jusque dans les oreilles, gorge rouge foncé, gonflement des ganglions du cou, mastite

AUTOMÉDICATION :

- **Maux de gorge,** *p. 40*

Picricum acidum | Acide picrique

DOMAINES D'INDICATION : affections dans lesquelles le psychisme joue un rôle central

PRINCIPAUX SYMPTÔMES : abattement, insomnie malgré l'épuisement, excitation sexuelle rapide, peur de ne pas donner satisfaction en raison d'une érection insuffisante, céphalées avec vertiges

AUTOMÉDICATION :

- **Impuissance, baisse de libido chez l'homme,** *p. 83*

Picrorhiza Indisponible en France

DOMAINES D'INDICATION : affections des organes génitaux

PRINCIPAUX SYMPTÔMES : fatigue, manque d'appétit, douleurs pressives dans l'étage supérieur de l'abdomen, constipation, éruptions cutanées sèches avec démangeaisons

AUTOMÉDICATION :

- **Troubles hépatiques,** *p. 66*

Platinum metallicum/platina | Platine

DOMAINES D'INDICATION : troubles psychiques, troubles hormonaux, affections du tractus gastro-intestinal et des organes génitaux féminins

PRINCIPAUX SYMPTÔMES : résignation anxieuse, mélancolie, découragement, très soucieux de son apparence physique, donne l'impression d'être condescendant, très exigeant sexuellement, libido développée

AUTOMÉDICATION :

- **Troubles dépressifs, abattement,** *p. 23*
- **Troubles climatériques,** *p. 79*

Plumbum metallicum | Plomb

DOMAINES D'INDICATION : troubles psychiques, affections cardiovasculaires, troubles digestifs chroniques, douleurs rénales

PRINCIPAUX SYMPTÔMES : sujet plutôt mince, frileux, se sent abattu, visage et mains pâles, peau sèche et ridée, vertiges, céphalées, spasmes abdominaux, selles comme des crottes de brebis

AUTOMÉDICATION :

- **Hypertension artérielle** *p. 50*

Populus | Peuplier blanc

DOMAINES D'INDICATION : affections des organes génitaux masculins

PRINCIPAUX SYMPTÔMES : inflammations récurrentes avec douleurs rétro-pubiennes et mictions fréquentes, sensation de brûlure

AUTOMÉDICATION :

- **Troubles prostatiques,** *p. 82*

Pulsatilla | Anémone pulsatille

DOMAINES D'INDICATION : troubles psychiques, troubles hormonaux, faiblesse immunitaire, inflammations des yeux et des oreilles, affections des voies respiratoires, du tube digestif, des organes urinaires et génitaux et de l'appareil locomoteur, éruptions cutanées

PRINCIPAUX SYMPTÔMES : humeur capricieuse, pleurnicharde, ne veut pas qu'on le laisse seul, a besoin d'être encouragé, alternance marquée des troubles aussi bien au plan physique qu'au plan psychique, susceptibilité maquée ?? ou notable ?? aux infections avec inflammations persistantes d'organes, sécrétions visqueuses

AUTOMÉDICATION :

- **Otite moyenne,** *p. 34*
- **Susceptibilité aux infections,** *p. 49*
- **Faiblesse veineuse, varices,** *p. 54*
- **Nausées, vomissements, embarras gastriques,** *p. 61*
- **Inflammation récurrente de la vessie et des voies urinaires,** *p. 71*
- **Vessie irritable, incontinence d'urine,** *p. 72*
- **Aménorrhée,** *p. 73*
- **Écoulement vaginal, mycose vaginale,** *p. 78*
- **Troubles climatériques,** *p. 79*
- **Acné, impuretés cutanées, boutons,** *p. 94*

Ranunculus | Renoncule bulbeuse

DOMAINES D'INDICATION : névralgies, éruptions cutanées

PRINCIPAUX SYMPTÔMES : douleurs piquantes et lancinantes, vésicules groupées, formant des croûtes en séchant, névralgies secondaires à un zona ou un zona du visage

AUTOMÉDICATION :

- **Éruptions vésiculeuses,** *p. 97*

Rhododendron rose de Sibérie

DOMAINES D'INDICATION : névralgies, affections des organes génitaux masculins, douleurs de l'appareil locomoteur

PRINCIPAUX SYMPTÔMES : douleurs tiraillantes dans les articulations des doigts et des orteils, névralgies, ressent le moindre changement climatique, douleurs barométriques caractéristiques

AUTOMÉDICATION :

- **Douleurs articulaires, rhumatismes,** *p. 86*

Rhus toxicodendron | Sumac vénéneux

DOMAINES D'INDICATION : états douloureux, inflammations des yeux, du tractus gastro-intestinal, de l'appareil locomoteur et de la peau

PRINCIPAUX SYMPTÔMES : besoin intense de bouger, agitation, rhumatismes musculaires, tendineux et articulaires, sciatique, y compris suite à un surmenage ou au contact mouillé, aggravation des douleurs en début de mouvement, éruptions cutanées vésiculeuses

AUTOMÉDICATION :

- **Dorsalgies, contractures musculaires, lumbago,** *p. 87*
- **Sciatique, hernies discales,** *p. 89*
- **Éruptions vésiculeuses,** *p. 97*
- **Contusions, entorses, claquages, déchirures ligamentaires, blessures sportives,** *p. 106*

Robinia | Robinier faux-acacia

DOMAINES D'INDICATION : affections gastro-intestinales

PRINCIPAUX SYMPTÔMES : aigreurs d'estomac, renvois acides incessants avec remontées de suc gastrique dans la bouche agaçant les dents, odeur aigre de toutes les sécrétions, y compris du fait de la grossesse

AUTOMÉDICATION :

- **Troubles gastriques, aigreurs d'estomac, dyspepsie non ulcéreuse,** *p. 60*

Rumex | Rumex crépu, parelle ou patience crépue

DOMAINES D'INDICATION : infections aiguës des voies respiratoires

PRINCIPAUX SYMPTÔMES : toux sèche au moindre courant d'air par chatouillis derrière le sternum qui empêche de dormir

AUTOMÉDICATION :

- **Toux sèche,** *p. 46*

Ruta | Rue fétide

DOMAINES D'INDICATION : suite de blessures, troubles oculaires, douleurs de l'appareil locomoteur

PRINCIPAUX SYMPTÔMES : troubles secondaires à un surmenage ou une blessure, sensation de raccourcissement tendineux et d'irritation, douleurs avec impression d'être courbatu

AUTOMÉDICATION :

- **Troubles oculaires,** *p. 30*
- **Ténosynovite, tennis-elbow, cervico-brachialgie,** *p. 88*
- **Fractures, blessures osseuses, accidents de ski,** *p. 104*
- **Contusions, entorses, claquages, déchirures ligamentaires, blessures sportives,** *p. 106*

Sabadilla | cévadille

DOMAINES D'INDICATION : troubles psychiques, inflammation allergique des yeux et des voies respiratoires, troubles cardio-vasculaires, affections du tractus gastro-intestinal et de l'appareil locomoteur

PRINCIPAUX SYMPTÔMES : céphalées frontales, larmoiements, crises d'éternuements, prurit dans le nez, rhinorrhée suivie par des sécrétions épaisses et visqueuses, y compris de nature allergique, allergie aux acariens

AUTOMÉDICATION :

- **Rhume,** *p. 41*

Sabal | Chou palmiste nain, sabal

DOMAINES D'INDICATION : affection des organes génitaux masculins

PRINCIPAUX SYMPTÔMES : douleurs perçantes accompagnant une miction abondante, envie pressante d'uriner, sacralgies après les rapports
AUTOMÉDICATION :
- **Troubles prostatiques,** *p. 82*

Sabdariffa | Karkadé, hibiscus Indisponible en France

DOMAINES D'INDICATION : troubles veineux, stases lymphatiques, y compris après une intervention chirurgicale
PRINCIPAUX SYMPTÔMES : veines congestionnées et douloureuses, rétention d'eau dans les articulations des doigts, œdèmes lymphatiques
AUTOMÉDICATION :
- **Faiblesse veineuse, varices,** *p. 54*

Sanguinaria | Sanguinaire du Canada

DOMAINES D'INDICATION : troubles psychiques, troubles hormonaux, affections allergiques et inflammatoires des voies respiratoires, douleurs de l'appareil locomoteur
PRINCIPAUX SYMPTÔMES : humeur irritable, réactions colériques dues à des douleurs rhumatismales persistantes (du côté droit), céphalées migraineuses avec nausées et vomissements, hypertension artérielle avec visage congestionné, mains et pieds bouillants
AUTOMÉDICATION :
- **Migraine,** *p. 27*
- **Troubles climatériques,** *p. 79*
- **Ténosynovite, tennis-elbow, cervico-brachialgie,** *p. 88*

Scutellaria | Scutellaire d'Amérique

DOMAINES D'INDICATION : difficultés endormissement, sommeil entrecoupé, céphalées
PRINCIPAUX SYMPTÔMES : endormissement difficile malgré l'épuisement, sommeil agité, se réveille continuellement, cauchemars
AUTOMÉDICATION :
- **Troubles du sommeil,** *p. 19*

Secale cornutum | Ergot de seigle

DOMAINES D'INDICATION : affections cardiovasculaires, troubles menstruels
PRINCIPAUX SYMPTÔMES : céphalées avec vertiges, crampes musculaires, y compris dans les doigts et les orteils, fourmillements
AUTOMÉDICATION :
- **Troubles de l'irrigation sanguine,** *p. 53*
- **Syndrome des jambes sans repos, polyneuropathie,** *p. 91*

Selenium | Sélénium

DOMAINES D'INDICATION : céphalées et névralgies, affections des organes génitaux masculins, éruptions cutanées
PRINCIPAUX SYMPTÔMES : humeur maussade, préfère rester seul, manque de vigueur sexuelle, séborrhée du cuir chevelu, peau grasse d'aspect sale et inflammations, alopécie
AUTOMÉDICATION :
- **Impuissance, baisse de libido chez l'homme,** *p. 83*

Sepia | Encre de seiche

DOMAINES D'INDICATION : troubles psychiques, troubles hormonaux, céphalées, affections des voies respiratoires, du tractus gastro-intestinal, des organes urinaires et génitaux, de l'appareil locomoteur et de la peau

PRINCIPAUX SYMPTÔMES : tout paraît insurmontable, se sent épuisé, surmené, abusé, est indifférent à l'égard de la famille, prend ses distances par rapport à son partenaire

AUTOMÉDICATION :

- **Stress, irritation, surmenage,** *p. 20*
- **Faiblesse veineuse, varices, risques de thrombose,** *p. 54*
- **Nausées, vomissements, embarras gastriques,** *p. 61*
- **Vessie irritable, incontinence d'urine,** *p. 72*
- **Aménorrhée,** *p. 73*
- **Troubles climatériques,** *p. 79*
- **Hyperhidrose,** *p. 80*
- **Baisse de libido chez la femme,** *p. 81*
- **Acné, impuretés cutanées, boutons,** *p. 94*
- **Éruptions vésiculeuses,** *p. 97*

Silicea | Silice

DOMAINES D'INDICATION : processus inflammatoires, y compris touchant les yeux et les oreilles, affections des voies respiratoires, du tractus gastro-intestinal, de l'appareil locomoteur et de la peau

PRINCIPAUX SYMPTÔMES : doute de lui-même, angoissé par rapport à l'avenir, découragé, indécis, peur de l'échec, voit des risques partout, tout paraît gris et morne, ne parvient plus à porter sa croix, facilement sujet au refroidissement, inflammations chroniques

AUTOMÉDICATION :

- **Affections dentaires,** *p. 37*
- **Susceptibilité aux infections,** *p. 49*
- **Phlébite,** *p. 55*
- **Ostéoporose, troubles rachidiens,** *p. 90*
- **Rides, ridules, cellulite,** *p. 99*
- **Troubles de la croissance des ongles, onychomycose, inflammation de la matrice unguéale,** *p. 101*
- **Cicatrices, douleurs cicatricielles,** *p. 108*

Sinapis nigra | Moutarde noire

DOMAINES D'INDICATION : affections des voies respiratoires (d'origine allergique)

PRINCIPAUX SYMPTÔMES : mucus nasal brûlant et irritant, nez bouché, sensation de brûlure oculaire, sensation de chaleur dans la gorge

AUTOMÉDICATION :

- **Rhume des foins, allergie,** *p. 42*

Solidago | Solidage verge d'or

DOMAINES D'INDICATION : affections des voies urinaires

PRINCIPAUX SYMPTÔMES : urines foncées, envie d'uriner peu fréquente, boues et calculs urinaires, douleurs pressives dans la région des reins, stimulation de la fonction rénale, pour accroître l'excrétion

AUTOMÉDICATION :

- **Inflammation récurrente de la vessie et des voies urinaires,** *p. 71*

Spigelia | Spigélie vermifuge

DOMAINES D'INDICATION : douleurs faciales et névralgies, affections cardiovasculaires

PRINCIPAUX SYMPTÔMES : tachycardie avec angoisse, sensation de constriction thoracique, généralement du côté gauche, algies faciales et douleurs oculaires fréquentes

AUTOMÉDICATION :

- **Céphalées,** *p. 27*

Spongia | Éponge

DOMAINES D'INDICATION : dysfonction thyroïdienne, infections aiguës des voies respiratoires, troubles cardiovasculaires, affections des organes génitaux masculins

PRINCIPAUX SYMPTÔMES : voix rauque, toux aboyante, partant du larynx, mucus pharyngé, sensation de respirer comme à travers une éponge, pouls agité

AUTOMÉDICATION :

- **Enrouement, inflammation des cordes vocales,** *p. 39*
- **Toux sèche,** *p. 46*

Staphisagria | Staphisaigre

DOMAINES D'INDICATION : troubles psychiques, inflammations oculaires et dentaires, troubles gastro-intestinaux, affections des organes urinaires et génitaux, de l'appareil locomoteur et de la peau, suite de blessures

PRINCIPAUX SYMPTÔMES : se sent blessé intérieurement, vexé, est très susceptible, rancunier, spasmes intestinaux après émotions, excès sexuels, a tendance aux inflammations et aux coupures laissant des cicatrices, dents cariées

AUTOMÉDICATION :

- **Orgelet, blépharite,** *p. 32*
- **Affections dentaires,** *p. 37*
- **Troubles prostatiques,** *p. 82*
- **Problèmes capillaires,** *p. 100*
- **Plaies, blessures,** *p. 105*
- **Interventions chirurgicales,** *p. 109*

Sticta | Lichen pulmonaire

DOMAINES D'INDICATION : affections des voies respiratoires

PRINCIPAUX SYMPTÔMES : sécrétions nasales aqueuses, puis épaisses et jaunâtres, accès d'éternuements, gorge sèche, toux aboyante avec expectoration, toutes les infections se terminent par une bronchite

AUTOMÉDICATION :

- **Toux grasse,** *p. 47*

Sulfur | Soufre

DOMAINES D'INDICATION : troubles psychiques, troubles du comportement, inflammations chroniques pouvant intéresser à peu près n'importe quel organe et notamment les voies respiratoires, le tractus gastro-intestinal, l'appareil locomoteur et la peau

PRINCIPAUX SYMPTÔMES : sueur abondante et malodorante, sensation de chaleur intense, alternance entre diarrhée et constipation, éruptions cutanées persistantes ou récurrentes, affections métaboliques chroniques avec troubles hépatiques, hémorroïdes, varices

AUTOMÉDICATION :

- Conjonctivite, *p. 31*
- Orgelet, blépharite, *p. 32*
- Otalgies, *p. 33*
- Hyperhidrose, *p. 80*
- Éruptions cutanées, inflammations cutanées, eczéma, *p. 96*

Sulfur iodatum | Iodure de soufre

DOMAINES D'INDICATION : inflammations des voies respiratoires et de la peau

PRINCIPAUX SYMPTÔMES : peau d'aspect sale, résolution difficile des inflammations, boutons longtemps actifs et s'enkystant, gonflement persistant des ganglions

AUTOMÉDICATION :

- Acné, impuretés cutanées, boutons, *p. 94*

Sulfuricum acidum | Acide sulfurique

DOMAINES D'INDICATION : affections des voies respiratoires et du tractus gastro-intestinal, éruptions cutanées, affections articulaires ainsi que troubles de la ménopause

PRINCIPAUX SYMPTÔMES : comportement frénétique avec impatience, sueurs d'odeur aigre, survenant par accès, avec sensation de chaleur

AUTOMÉDICATION :

- Hyperhidrose, *p. 80*

Symphytum | Consoude officinale

DOMAINES D'INDICATION : blessures de l'appareil locomoteur

PRINCIPAUX SYMPTÔMES : après un accident pour favoriser la guérison de l'os, tendance aux périostites

AUTOMÉDICATION :

- Fractures, blessures osseuses, accidents de ski, *p. 104*

Tabacum | Tabac

DOMAINES D'INDICATION : céphalées et névralgies, affections des yeux et des oreilles, du système cardiovasculaire, des voies respiratoires, du tractus gastro-intestinal et de l'appareil locomoteur

PRINCIPAUX SYMPTÔMES : se sent très mal en point, haut-le-cœur, troubles visuels, bourdonnements d'oreilles, vertiges, tachycardie avec agitation angoissée

AUTOMÉDICATION :

- Vertiges, maladie de Ménière, *p. 29*
- Troubles circulatoires, *p. 53*

Taraxacum | Pissenlit

DOMAINES D'INDICATION : affections du tube digestif et des voies urinaires

PRINCIPAUX SYMPTÔMES : abattement, humeur souvent irritable, langue couverte d'un enduit gris parsemé de taches rouges, aversion pour les aliments gras, salivation, sueurs nocturnes, céphalées sourdes et douleurs sourdes dans les membres

AUTOMÉDICATION :

- Troubles hépatiques, *p. 66*

Thuja | Thuya d'Occident

DOMAINES D'INDICATION : troubles psychiques, états douloureux, faiblesse immunitaire, inflammation des yeux et des oreilles, affections du système cardiovasculaire, des voies respiratoires, des organes urinaires et génitaux, de l'appareil locomoteur et de la peau

PRINCIPAUX SYMPTÔMES : toujours pressé, court dans tous les sens, hyperactivité cérébrale, angoisses par rapport à l'avenir, peur de l'échec, peau grasse et moite, d'aspect sale et des verrues brunâtres, polypes utérins et intestinaux, pieds et mains froids, troubles articulaires, a tendance aux inflammations et aux infections chroniques

AUTOMÉDICATION :

- **Susceptibilité aux infections,** *p. 49*
- **Inflammation récurrente de la vessie et des voies urinaires,** *p. 71*
- **Verrues,** *p. 98*

Urtica urens | Ortie brûlante

DOMAINES D'INDICATION : affections du métabolisme, de l'appareil locomoteur et de la peau

PRINCIPAUX SYMPTÔMES : nombreuses petites inflammations cutanées, comme après un contact avec des orties, sensation de brûlure, rhumatismes articulaires liés à une hyperuricémie

AUTOMÉDICATION :

- **Réactions cutanées allergiques, urticaire,** *p. 95*

Ustilago maidis | Ustilago du maïs

DOMAINES D'INDICATION : affection des organes génitaux ainsi que de la peau, des cheveux et des ongles

PRINCIPAUX SYMPTÔMES : saignements menstruels prolongés rouge vif ou foncés et contenant des caillots, sensation d'avoir de l'eau chaude qui coule le long du dos, ongles fissurés, séborrhée du cuir chevelu

AUTOMÉDICATION :

- **Troubles menstruels, saignements intermenstruels,** *p. 74*

Veratrum album | Ellébore blanc

DOMAINES D'INDICATION : troubles psychiques, troubles circulatoires aigus, inflammations aiguës, notamment des voies respiratoires et du tractus gastro-intestinal, douleurs menstruelles

PRINCIPAUX SYMPTÔMES : pâle, sueurs froides, tendance aux syncopes, se sent mal en point, sensation de froid dans tout le corps, spasmes abdominaux avec diarrhées

AUTOMÉDICATION :

- **Hypotension artérielle, troubles circulatoires,** *p. 51*
- **Diarrhées, gastro-entérite,** *p. 62*

Verbascum thapsus | Bouillon blanc

DOMAINES D'INDICATION : névralgies, affections des voies respiratoires et des voies urinaires

PRINCIPAUX SYMPTÔMES : douleurs en éclair, spasmodiques et récurrentes de la face, douleurs dans le conduit auditif, douleurs dans la région de la hanche, incontinence urinaire

AUTOMÉDICATION :

- **Névralgies, algies de la face,** *p. 28*
- **Otalgies et otites,** *p. 33*

Viburnum opulus | Viorne obier

DOMAINES D'INDICATION : douleurs menstruelles

PRINCIPAUX SYMPTÔMES : agitation nerveuse, douleurs menstruelles spasmodiques partant du dos et irradiants jusque dans les cuisses

AUTOMÉDICATION :

➡ **Règles douloureuses,** *p. 76*

Vipera berus | Vipère commune

DOMAINES D'INDICATION : troubles cardiovasculaires aigus, inflammation des veines et de la peau

PRINCIPAUX SYMPTÔMES : troubles circulatoires avec agitation angoissée, peau fraîche avec sueurs froides, veines dilatées et douloureuses, sensation de tension dans les jambes

AUTOMÉDICATION :

➡ **Phlébites,** *p. 55*

Viscum album | Gui du pommier

DOMAINES D'INDICATION : affections du système cardiovasculaire et de l'appareil locomoteur

PRINCIPAUX SYMPTÔMES : céphalées pulsatiles, accès de vertiges, a l'impression de ne pas pouvoir s'en remettre, manque de sommeil, douleurs articulaires et musculaires, jambes sans repos

AUTOMÉDICATION :

➡ **Hypertension artérielle,** *p. 50*

Zincum metallicum | Zinc

DOMAINES D'INDICATION : troubles psychiques, troubles du comportement, névralgies, affections du système cardiovasculaire, des voies respiratoires et du tractus gastro-intestinal

PRINCIPAUX SYMPTÔMES : : tension intérieure, agitation nerveuse avec épuisement, se sent continuellement traqué, parle beaucoup, grincement des dents, frayeurs nocturnes

AUTOMÉDICATION :

➡ **Troubles du sommeil, décalage horaire,** *p. 19*

➡ **Syndrome des jambes sans repos, polyneuropathie,** *p. 91*

Trousse homéopathique de base

Une fois que vous vous serez familiarisé avec l'homéopathie, se posera alors la question de savoir quels remèdes doivent figurer en priorité dans votre trousse homéopathique. Le choix portera logiquement sur les remèdes dont vous avez besoin pour traiter les troubles les plus fréquents dans votre famille. En ce qui vous concerne personnellement, il peut, par exemple, s'agir des problèmes de vessie, en ce qui concerne vos enfants des problèmes de rhume et, pour ce qui est de votre partenaire, des angines à répétition. N'attendez pas l'apparition des premiers symptômes pour rechercher « votre remède ». Pour cela, parcourez tranquillement les pages qui vous intéressent et repérez les symptômes qui sont quasiment toujours présents à chaque fois que les troubles se manifestent, tout en essayant de déterminer lesquels, parmi ces symptômes, vous paraissent les plus caractéristiques. Vous saurez ainsi quels sont les remèdes dont vous aurez tôt ou tard besoin et vous pourrez vous les procurer en pharmacie de manière à les avoir sous la main le cas échéant.

En complément, j'ai établi pour vous la liste des remèdes homéopathiques qui figurent le plus souvent dans les pharmacies familiales de mes patients. Il s'agit, comme vous vous en rendrez tout de suite compte, de remèdes généralement employés dans le traitement des troubles aigus et des petits accidents de la vie quotidienne.

→ Remèdes homéopathiques les plus courants

Aconitum 6DH	Dulcamara 6DH	Nux vomica 6DH
Allium cepa 6DH	Eupatorium 6DH	Okoubaka 3DH
Apis mellifica 8 DH	Euphrasia 6DH	Phytolacca 6DH
Argentum nitricum 12DH	Ferrum phosphoricum 6DH	Pulsatilla 12DH
Arnica montana 6DH	Gelsemium 6DH	Rhus toxicodendron 12DH
Belladonna 6DH	Hamamelis 6DH	Veratrum album 6DH
Bryonia 6DH	Hypericum 6DH	
Chamomilla 12DH	Ledum 6DH	
Cocculus indicus 12DH	Luffa 6DH	
Coffea 12DH	Magnesia phosphorica 6DH	
Colocynthis 6DH	Natrum muriaticum 12DH	

Conseil très important :

Conservez toujours vos remèdes à l'abri de l'humidité et de la lumière, et veillez à les maintenir à distance de toute source de rayonnement électromagnétique, telles que radioréveil, téléphone portable, ordinateur ou four à micro-ondes.

Et encore une chose : rangez si possible vos tubes et flacons par ordre alphabétique de manière à pouvoir trouver tout de suite le remède dont vous avez besoin.

Il ne me reste plus à présent qu'à vous souhaiter beaucoup de succès en Homéopathie !

Chez le même éditeur

→ Horvilleur, A. : La prescription en homéopathie.

→ Pommier, L. : Dictionnaire homéopathique d'urgence.

→ Sommer, S. : Homéopathie.

→ Sommer, S. : Pharmacie de voyage Homéopathie - Allopathie.

→ Stumpf, W. : Homéopathie pour les enfants.

→ Wiesenhauer, M., Kerckhoff, A. : Homéopathie anti-stress.

Adresses utiles

Syndicat national des médecins homéopathe français (SNMHF)
79, rue de Tocqueville
75017 Paris
www.snmhf.org

Syndicat de la médecine homéopathique
43, rue de la Belle-Image
94700 Maisons Alfort
01 43 96 59 45

Société française d'homéopathie
115 bd Saint-Germain
75006 Paris

www.deutscheinternetapotheke.de

Index des indications

Index des remèdes

(Les remèdes en gras ne sont pas disponibles en France)

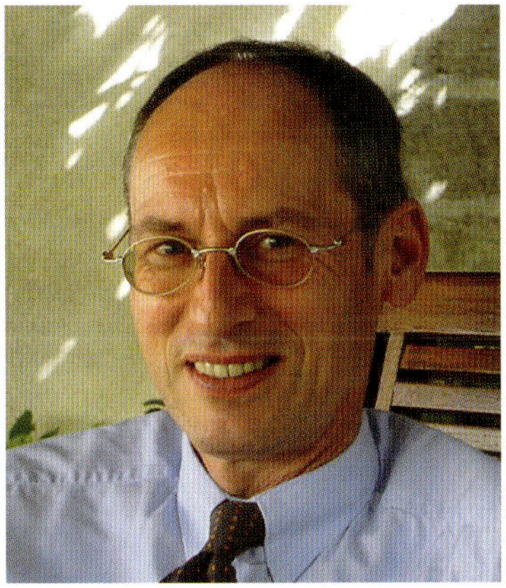

Markus Wiesenauer possède depuis 15 ans son propre cabinet, où il exerce, en plus de la médecine générale, l'homéopathie, la naturopathie et la médecine environnementale.
Ses travaux scientifiques ont été plusieurs fois récompensés, notamment par le prix Alfons Stiegele, consacré à la recherche en homéopathie. Le docteur Wiesenauer est depuis de nombreuses années membre de la commission D, chargée par le gouvernement allemand de l'évaluation des remèdes homéopathiques, ainsi que de la commission de la Pharmacopée homéopathique (Homöopatische Arzneibuch-Kommission), qui dépend de l'Agence fédérale du médicament et des produits de santé (Bundesinstitut für Arzneimittel und für medizinische Produkte).
Outre son activité d'auteur – plus de 200 contributions et une vingtaine de publications en médecine générale, phytothérapie et homéopathie –, il donne régulièrement des conférences et anime chaque année des séminaires à l'intention de différentes catégories de professionnels.

De Markus Wiesenauer, les éditions Vigot ont également publié : *Homéopathie antistress.*

Photographies et illustrations :
Gettyimages : p. 111 ;
GU-Archiv : couv. au centre et à droite ;
Isabelle J. Fischer : illustrations p. 14-109 ;
Mauritius : p. 5 ;
Zefa : couv. à gauche

Maquette couverture et intérieurs :
Independent Medien Design GmbH, Claudia Hautkappe

Mise en page :
Nord Compo, Villeneuve-d'Ascq (59), France.

Traduit de l'allemand par Manuel Boghossian

Dépôt légal : octobre 2006
ISBN (10) 2-7114-1825-1
ISBN (13) 978-2-7114-1825-1

Imprimé en Chine.

Avertissement

Les conseils et informations délivrés dans cet ouvrage reflètent l'expérience et le point de vue de l'auteur. Leur exactitude et leur fiabilité ont été soigneusement vérifiées, mais ils n'ont en aucun cas vocation à se substituer à l'avis éclairé d'un médecin. Le lecteur est donc seul responsable de l'usage qu'il en fait et doit, en cas de doute ou de troubles persistants, demander conseil à un professionnel de la santé. L'auteur et l'éditeur déclinent toute responsabilité quant à d'éventuels dommages encourus suite à la lecture du présent ouvrage.